人偶心理游戏疗法

心理健康社会工作者使用手册

李莉 付春胜 主编

中国财富出版社

图书在版编目（CIP）数据

人偶心理游戏疗法：心理健康社会工作者使用手册 / 李莉，付春胜主编. —北京：中国财富出版社，2020.7

ISBN 978-7-5047-7090-5

Ⅰ.①人… Ⅱ.①李… ②付… Ⅲ.①精神疗法—职业培训—教材 Ⅳ.①R749.055

中国版本图书馆 CIP 数据核字（2019）第 264681 号

策划编辑	李彩琴 郭逸亭	责任编辑	齐惠民 郭逸亭		
责任印制	梁 凡	责任校对	张营营	责任发行	董 倩

出版发行	中国财富出版社		
社　　址	北京市丰台区南四环西路 188 号 5 区 20 楼	邮政编码	100070
电　　话	010-52227588 转 2098（发行部）	010-52227588 转 321（总编室）	
	010-52227588 转 100（读者服务部）	010-52227588 转 305（质检部）	
网　　址	http://www.cfpress.com.cn		
经　　销	新华书店		
印　　刷	定州启航印刷有限公司		
书　　号	ISBN 978-7-5047-7090-5/R·0098		
开　　本	710mm×1000mm 1/16	版　次	2020 年 7 月第 1 版
印　　张	9.5	印　次	2020 年 7 月第 1 次印刷
字　　数	127 千字	定　价	48.00 元

版权所有·侵权必究·印装差错·负责调换

编写组人员

主　　编　李　莉　付春胜
副 主 编　魏　悦　何　蕊　庄　琦
整　　理　吴　航　阴桐桐　张　焕　张译文

序

　　心理健康社会工作者（以下简称心理社工），是指以助人自助为宗旨，运用心理学的专业技能，开展专业的心理健康社会服务工作，普及心理健康知识，帮助困难人群，为个人、家庭、群体、社区提供专业性、职业化的心理健康服务的工作人员。

　　心理社工在开展心理健康社会服务工作时既需要专业的技能，又需要专业的工具。因此，心理社工需要一套本土化的简单有效的心理技术，而人偶心理游戏疗法（以下简称人偶心游）恰恰就是这样的心理技术。

　　人偶心游简单有效，易学、易懂、易操作，是心理学简易化的体现。人偶心游运用最简单的读心术，帮助人们认识自我、读懂他人；帮助人们缓解莫名的情绪困扰，解决心灵上的困惑。同时，人偶心游也能够拆解繁杂的人际关系，了解家庭互动模式，探索人深不可测的心灵深处。

　　《人偶心理游戏疗法：心理健康社会工作者使用手册》用充满童真童趣的人偶帮助人们在游戏中与心灵直接对话，欢迎心理社工使用。

　　这是一场觉知的游戏，关于爱，关于心灵，关于人格。

　　这是一片充满爱和光的场域。

　　让我们一起踏上这个旅程。

目　录

第一章　人偶心游概述 ··· 1
第一节　人偶心游的源起与研发背景 ························· 1
第二节　人偶心游的设计原理 ································· 2
第三节　人偶心游与心理健康普及教育 ······················ 18

第二章　人偶心游的"道" ···································· 20
第一节　大道至简的理论模型：生命智慧模型 ············· 20
第二节　心灵原点：人格成长与修身 ························ 24

第三章　人偶心游的"法" ···································· 34
第一节　人偶心游的"法"：法以立本原则体系 ············ 34
第二节　心理社工与人偶心游 ································· 35

第四章　人偶心游的"术" ···································· 40
第一节　人偶心游的"术"：以道统术，以术得道 ········ 40
第二节　人偶心游技术 ··· 51

第五章　人偶心游的"器" ································· 81
第一节　器以成事 ······································· 81
第二节　人偶心游工具的设计与解读 ······················· 83
第三节　人偶心游室的建设与应用 ························· 92

第六章　心理社工的人偶心游实操训练 ····················· 94
第一节　人偶心游沙龙模式 ······························· 94
第二节　人偶心游在团体辅导中的应用 ····················· 99

第七章　人偶心游的应用 ································· 107
第一节　人偶心游在社区心理健康工作中的应用 ············· 107
第二节　人偶心游在婚恋情感辅导中的应用 ················· 108
第三节　人偶心游在家庭关系中的应用 ····················· 113
第四节　人偶心游在哺乳指导中的应用 ····················· 127

第八章　人偶心游在社区心理健康工作中的案例 ············· 130
第一节　"咳嗽"的秘密 ································· 130
第二节　人偶心理游戏疗法治疗眩晕症的体会 ··············· 132
第三节　一例身份认同导致恐婚的案例 ····················· 135
第四节　家庭星座——我要自己的空间 ····················· 137
第五节　重男轻女观念的影响 ····························· 141

第一章 人偶心游概述

第一节 人偶心游的源起与研发背景

一、人偶心游概述

人偶心理游戏疗法（Man-puppet Psychological Play Therapy，缩写为"MPPT"，简写为"M"）是由中国心理学者李莉女士创新研发的一套简易心理学应用方法。

人偶心游将心理学问题简易化，它易学、易懂、易操作，有简单易懂、自成体系的理论模型，同时又具行之有效的技术方法和一套实用简约的人偶心游工具。

二、人偶心游的源起与研发背景

心理学中有一个观点：潜意识意识化即是疗愈。人偶心游提供了一个空间，让来访者呈现出自己的内心世界，来访者通过人偶心游中的人偶将潜意识想法和感受呈现出来。因为人偶可以拿在手里，所以人偶可以直接与"本体感觉"连接，触发来访者相关的大脑皮层记忆区。依

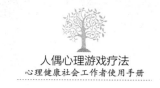

托主动想象和创造性象征游戏，人偶心游成为一种实用、经验性的投射工具，成为从潜意识到意识、从内在语言到外在表达的桥梁；可视化、游戏式的参与互动，给心理社工极大自由发挥的空间和一个"推开心门的把手"，透过 MPPT 理论模型可以像用"听诊器"一样，直接聆听来访者的潜意识，让心理辅导过程像游戏一样进行，从而绕过了来访者的阻抗意识，直接与其潜意识对话。

在千余场次的人偶心游探索研究中，来访者通过对人偶的选择，把内心世界投射在人偶上，从而呈现其心理状态；同时，来访者也可以选择人偶来代表家庭成员。如果把人偶摆放在圆形工作案几上，就能形成一个类似舞台的小小场域，不同人偶的摆放位置、姿态，能生动直观地呈现家庭关系以及来访者内心的潜意识。通过自我觉察，往往可以追溯潜意识中过往的经历，那些有深刻记忆的创伤事件会浮现在来访者脑海中，随着来访者的讲述，生命故事的画卷展开了。在有觉知的游戏中开启了"心灵对话"，人偶成为来访者从潜意识到意识的表达通道和桥梁，这场游戏也激发了来访者内在的自愈能力，效果显著而且令人震撼。

第二节　人偶心游的设计原理

一、人偶心游的"道法术器势"

老子说："道生之，德畜之，物形之，势成之。"（《道德经》五十一章）

曾子说："物有本末，事有终始，知所先后，则近道矣。"（《大学》第一章）

第一章 人偶心游概述

人偶心游的设计理念遵循了中国哲学的思维模式：从建立理论模型开始，以"道法术器势"为参照，遵从了"物有本末，事有终始，知所先后"的秩序，并以终为始，从"道"开启，分清本末、主次，一以贯之，最后形成一种发展与成长的趋势，达到我们的终极目标——"则近道矣"。

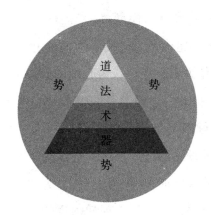

"道法术器势"

人偶心游的"道法术器势"分别指：

道：道以明向。大道至简的理论模型。

法：法以立本。认证资格，师资体系。

术：术以立策。专业培训，技术体系。

器：器以成事。人偶心游标准工具包。

势：势以立人。以人为本，万名种子。

1. 道：道以明向

此处的"道"指心理发展的规律，这些规律是心理学恒常不变的核心与根本。

千百年来，不变的是人性，变的是环境。在对人性的探索与研究中，心理学家创新了许多概念，设计了很多理论模型，用以阐释人类的

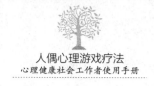

心理与行为；这些创新的概念和理论模型扩展了人们对自我心理的认知，让人们有了可以交流思想、探讨心灵的路径，让人与人、心与心可以互相理解。为向先圣和先行者致敬，我们尝试将已有的心理学概念与中国传统文化中的概念相互结合，形成本土化的心理学理论概念系统，以便于人偶心游技术的阐释和应用。人偶心游的"道"指的就是人偶心游的理论模型——生命智慧模型。

"生命智慧模型"建构在人格发展的基础上，阐释了人们的心理世界，并以"人格"作为着眼点，认为心理的健康体现为"人格的健全、健康与饱满"。它是指人的心理发展的根本是心理健康，心理健康的根本是人格的健全、健康与饱满——我们称之为"生命点"；人格的健全、健康与饱满需要发展的过程，这一过程贯穿了人的一生。所以，应以发展的眼光来看待人格成长——我们称之为"生命线"；同时，人格的形成与身份角色有关，也就是心理学中说的"人格面具"，而每一个人格角色都与"关系"密不可分，面对父母的儿女，面对丈夫的妻子，面对弟弟的姐姐，面对同学和朋友的自己，等等，这些构成了生活中各种各样的人际关系，也形成了人格中不同的身份角色，人们用这些身份角色去应对不同的关系——我们称之为"生命面"。

"人格"的成长被称为"修身"，"修身"的路径就是正心、诚意、致知、格物，在这个路径中完成内心的自我觉知与自省，同时这个觉知和自省的过程会贯穿生活系统，如齐家、治国、平天下等。齐家是修身的开始，治国是修身的进阶，平天下是修身的理想与憧憬。同样，从格物、致知、诚意、正心开启的修身，也可以服务于齐家、治国、平天下。这些千百年来一直被传颂的词语在中国人的生命中回荡，具有生生不息的力量。

2. 法：法以立本

此处的"法"为效法、法则、法度、方法，也是学习成长之路。通过确立方法、设立成长之路——师资体系与认证资格，可以让学习变得简单且系统。

教育是千百年来培养人才的最重要的方式，有可效仿的方法、可遵循的路径、可交流的同行，便能提升学习效率。

3. 术：术以立策

以道统术，以术得道。技术可以彰显理论，也是理论的载体；技术的结构化让知识可以被复制，也可以被传播。所以，以道统术，以术得道。

此处的"术"是技术，即人偶心游专业技术包。用整合简化的理论架构、自成体系的专业技术，结合专业培训达到易学、易懂、易操作的效果；108套心理辅导技术即是可复制的策略，也是可执行的方案。例如，投射性分析、指南针技术、心灵对话技术、情绪圈技术、深呼吸疗愈、支持性技术、创伤修复技术、心灵空间技术、人格整合技术、家族谱分析技术、问题解离技术、辅导完结技术、爱的疗愈之道等。

4. 器：器以成事

中国人注重"工欲善其事，必先利其器"。

《易经·系辞》中说："形而上者谓之道，形而下者谓之器。"

庄子讲"乘物以游心"；儒家讲"诚于中，形于外"。

器能兼容并蓄，器能容纳万象，这是"由器显道""由器载技"的过程。

器能容纳万象，有内涵方成传世之宝；器能助人成事，有利器方成匠心之作。

此处的"器"是指人偶心游工具。人们的内心或人格通过有形的人偶呈现出来，即是心理投射技术的应用，也是心理分析技术的扩展，这在心理学领域也是常见的形式。

在人偶心游中，人偶就是心理社工的工具，它能直观有效地呈现来访者的内心世界，使人格的成长阶段清晰可见，也把人格原型的角色，如孩子、父母等，一目了然地呈现出来。同时，人偶心游的理论模型可以给予心理社工直观的思路和直接的解决方案。

5. **势：势以立人，以人为本**

此处的"势"是指趋势、形势、态势、声势等，是指向一个方向的发展，或一股力量的形成。近来，我国国力渐起，民族自信提升了，传统文化从蛰伏中醒来，蓄势待发，经济的腾飞也让国人开始关注心理健康。用科学的态度、文化的视角，探讨中国人的人格形成与特质，探索中国人的心理特征，也是心理学史的发展趋势。人偶心游技术正是借由中国的腾飞，让有中国文化特色的心理学技术走进千家万户，守护国人心灵。

二、人偶心游的哲学假设

人偶心游作为一种心理辅导形式，是一种助人自助的心理学实践探索。人偶心游的哲学假设以文化认同与人文关怀为根基，以发展观为视角，以人格成长为核心。

1. **语境与世界观**

语言架构了思想，也架构了人的内心世界。语境是语言的环境，也是语言呈现的心灵空间。不同的语境架构了不同的内心世界。"世界观"也是"观世界"，观世界就是建构一种视角，是自我内心对世界的一种解读和诠释，带着这样的视角看到的世界带有主观色彩；一个人的世界观与他的语言架构有关，所以用不同的语言也可以重新建构一个人内在崭新的世界观。

不同的语境建立了不同的思维逻辑。"科学语境"探索科学逻辑，"文化语境"或是"生活语境"可进入现实世界。

只有建立共同语境，交流的双方才有看见、理解、沟通彼此的可能。

学习就是扩展语境，也是对事件的重新定义、解读、赋意，以形成新认知，从而建立新的世界观、人生观、价值观。

所以，心理社工在辅导中使用的是来访者语境而非专业语境，因为本土文化语言具有亲和感，它与潜意识"底层逻辑思维"的契合感强，也就是通过"说老百姓听得懂的话，用大众的话语"来进行辅导。

2. 人偶心游中的关键概念

（1）关于游戏

在既短暂又漫长的生命历程之中，每个人都在进行各式各样的游戏，工作、学习是游戏，恋爱、婚姻是游戏，生、老、病、死更是游戏。通过人偶心游工具，让处于人生游戏中的自己，看清生命中的不同阶段，明白人格成长的状态，了解人生的喜怒哀乐，探索生命的变幻无常。

在人偶心游中，无论是心理社工还是来访者，都是游戏参与者，都在潜移默化中抚慰彼此心灵的伤痛，积攒人生的阅历，规划美好的未来，形成更加积极的世界观、人生观和价值观。心理社工在不知不觉中成为每个人的疗愈天使，因而辅导的过程也就变得像游戏一般简单、轻松、有效。

自古以来，中国人就崇尚严谨、认真、踏实的做事态度。可是当一代又一代的父母把这些理念传导给孩子时，又在这些理念中掺杂了自己的生存焦虑。所以，有的时候并非现实存在的环境使孩子心灵受伤，而

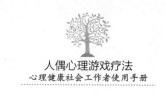

是父母将恐惧、焦虑的情绪慢慢渗透到养育孩子的方方面面，让孩子的心灵备感压抑。

我们希望能带领大家从游戏的视角看待那些沉重的心理问题。当我们用游戏的态度来生活的时候，就可以一点点地找回心灵最初的状态，让生活有了"其大无外，其小无内"这样巨大的弹性。

生活是最棒的游戏，有觉知的游戏就是成长。人偶心游技术像照见心灵的镜子、推开心门的把手、聆听心灵的听诊器、守护心灵的天使，可以在心理社工的工作中起到助人自助的作用。

（2）关于爱

人的本能简而言之便是趋利避害。追求欢愉、逃避苦痛是人最本质的需求，人们的痛苦多是来自爱不够、爱不能、爱别离。这份深层需求需要通过"爱"才能得以满足。所以，爱是疗愈痛苦、促进心灵成长的动力。

人们对爱的感受就是温暖、柔软、滋润，可以喂饱肠胃，给予营养；可以抚摸肌肤，给予拥抱；可以呵护心灵，给予温暖；可以聆听心声，给予回应。当一个人处于爱中，他会容光焕发，光芒四射，他会处于满能状态。所以，爱是能量，爱是光。

人生几乎所有问题都始于爱，终于爱。人偶心游探究的也是爱——爱的开始、成长、发展、延续、中断、结束、放下，以及如何再开始。当一个人内在的感受、内在的声音、内在的思想都借助人偶心游打开，那么心中那一股爱的能量也就能够迸发出来、流动起来。"人终其一生都在寻找爱的游戏中生活"，这是对人生游戏最为精妙的阐释。

（3）关于人偶

在人偶心游中，人偶不再是无生命的物件，它随着爱的不断累积，变得更加具体化、形象化、生动化。通过心理投射，你眼中的人偶，同样也是你心中的天使,它可以开启你心中封闭的空间,可以聆听你心中最脆弱的声音。如何让心中的天使变得更加美丽,最重要的还是学习和扩展自己。也正是在这样的一个充满爱的过程中,人偶成为爱的天使,进而每一个人都成为爱的天使。与人偶分享爱,跟天使一起玩,既是过程亦是目标。

人偶可以代表自己、他人、家人、朋友等,也可以代表人格、情绪、症状、资源等。

人偶呈现了自我与外在人和事物的关系,如自我关系、家庭关系、亲子关系、情感关系等;同时"我"可以抽离出来,以旁观者的视角看见"关系"。

(4) 关于问题与困惑

没有"没有问题"的生活,就像没有"没有困惑"的人生。

问题即是答案,困惑孕育成长;心理问题是心灵在寻求答案,也是生命成长的必修课。

所以,问题与困惑,这不是你的错,这只是你的功课。

三、人偶心游的认知视角

1. 认知视角

人们对世界的认知,取决于内在认知视角。不同视角下,人对事物理解不同,这就是为何没有完全一样的人。

比如,一个孩子长大了,如果他内心还是孩子状态的话,面对成人世界,他内心还是会慌乱、胆怯。

小孩子其实什么都懂,他的潜意识就像海绵一样,可以把环境里所有的一切都吸纳进去,形成人格,形成模式,进而形成了对世界的认识。

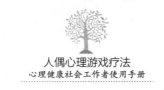

不同身份角色下的认知视角有巨大的差异。比如，两个人结婚后就分别成为"丈夫""妻子"，当他们有了孩子便顺理成章地成为"父亲""母亲"。其实，丈夫与父亲是不同的身份角色，妻子与母亲也是不同的身份角色，在不同角色中的同一个人，内心世界有了巨大的差异。

2. 原点逻辑与人格

（1）原点逻辑

原，也是"源"，是开始，也是终结。

"物有本末，事有终始，知所先后，则近道矣。"这句话道出了一个非常核心的规律，就是无论在思考问题还是在解决问题的时候，如果能抓住事情的本质，就不会乱；如果能以终为始，用明确的目标来提醒自己，并按照这个目标前行，就不会迷茫；如果还知道做事先后的次序，就能有计划地执行，而这些就是所有问题的解决之道，也是所有问题的核心所在。

《大学》中的这句话给了我非常大的启示，它让我回归了源头，这种思维和视角，提高了我工作的效率。这是生活的哲学观，更是生活的智慧。这种回溯源头的思维逻辑，我叫它"原点逻辑"。

心理学的终极目标应是探索人的心理健康规律，而心理健康规律也就是人格的健康、健全的发展规律。人偶心游源自对正常人的健康心理状态的探索，所以健康人格和健康心理应是心理学探求的原点。

（2）关于人格

人偶心游的认知视角：用"人格"概念对应"心理"；以"人格健康"对应"心理健康"；以人格的发展观、成长性为基点。我认为，人格有可塑性，并且是持续成长、不断扩展并圆融的。健康心理是指"人格的健康、健全与人格角色饱满，关系圆融，并具有自省的心理功能"。

这是以"人格的健康、健全与人格角色饱满,关系圆融,并具有自省的功能"为视角,认为在人的一生中,人格具有成长性、发展性,而非一成不变的,因此在不同生命阶段有不同的生命功课。就像孔子总结自己一生所用的话:"吾十有五而志于学,三十而立,四十而不惑,五十而知天命,六十而耳顺,七十而从心所欲,不逾矩。"

(3) 人格原型

我欣赏余秋雨老师的提法,他将中国文化"人格化",他认为中国人是以"君子""小人"作为人格原型,人格修行被称为"修身",君子是人们人格修行的参照与标准。我们的文化中还把身心人格极为健康的人称为"真人",当然还有许多其他的说法,如君子、圣人、仙人、贤人;对于身心人格不那么健康的人则称为俗人、凡人等,不一而论。其实,这些人格原型也是人们心中"见贤思齐焉,见不贤而内自省也"的自我觉知与自我成长的参照标准。

中国人认同的健康人格原型被称为大人、君子、圣人、真人等;非健康人格原型被称为小人、俗人、伪君子等。《大学》告诉我们什么才是健康的人格,告诉我们学习成为大人、圣人的修身路径,这既是"明明德"的过程,也是"亲民"的过程,也是"止于至善"的历练过程。

(4) 人格的发展

"人格"并非稳固不变,它有活力、有弹性,又是可成长、可扩展的,因此它是发展着的,并且发展过程贯穿人的一生。人格健康其实是修身的主要目的。

健康的人格应包含:健康的身心、丰富的情感、广阔的思想,以及内心有原则、处事有方法等。

同时,在成长过程中人会遇到种种问题导致人格不成熟,甚至扭曲、变态等。人格发展不平衡,有可能是因为有因创伤而形成的"心

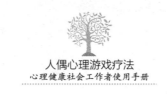

灵防御机制"，以包裹内在伤痕的类似"疤痕"一样的东西，我称之为"创伤胶囊"或是"人格空洞"。

如果"人格空洞"过多或是过大，在外在压力过大时会引起"人格塌陷"，表现为情绪障碍、行为障碍等外在不被理解的行为与情绪状态；或是表面看起来很平静，但是内心却不稳定，因此影响了个人的社会生活，极端的甚至会自伤、伤人，以及自杀，这就需要心理辅导，进行创伤疗愈或是修补人格空洞。但是，多数人有自愈能力，通过自省或学习可以成长，有些创伤甚至能转化成为某些特质与才华。比如，某些艺术家的抑郁质，让痛苦常常成为灵感的源泉。

如果过度压抑，会造成人格发展滞后、人格失衡、人格太小等。人格太小指内心容量过小，就如人们常说的"小心眼"。所以，在人偶心游技术中专门设计了扩心量的技术，让人格容量得以扩充，使个人具有健康成长的可能。

3. 生命与爱

爱其实是生命永恒的主题，爱也是这世界上最古老的情感。爱是情感的源泉，爱也是情绪的源头，爱甚至是千百年来不变的主题，你仔细想一想就会发现一个很奇妙的现象，全世界范围的文学作品、电影、电视剧中几乎所有的主题都是关于爱的，而故事情节无非是围绕"爱恨情仇"四个字而展开的。

因为爱才有了这么多的故事，而许多人生困惑都是因为爱才出现的；爱同时又是解决之道，所以学习爱、了解爱是成长的功课，也是生命的必修课。因此，生命的成长需要爱的滋养。

（1）爱是光，爱是能量

那爱究竟是什么呢？在做过的上万例的心理辅导中，我有一个深深的体会：爱就是光，爱就是能量。

第一章 人偶心游概述

对于这个说法，你可能感觉到很新奇，如果你慢慢地了解了，也许就会同意我的说法。

一个非常普通的女孩，假如她谈恋爱了，你会马上感觉到她有不同，你会发现她忽然整个人容光焕发、光彩照人了。在恋爱中的人会魅力四射，这其实就是爱的力量。

如果有机会你也可以观察一下，那些抱着婴儿的母亲，当她们专注地看着孩子们光洁的面庞、清澈的眼睛的时候，满眼都是爱的喜悦，你会感觉她们是充满爱的妈妈，同时你也可以感受到她们是发光的妈妈。

当一个人被爱滋养的时候，无论他是男人还是女人，无论他是父亲还是母亲，无论他是一个婴儿还是少年，你都会发现他的状态会有所不同，因为他是发光的。而那些光芒你会从他的眼睛里看到，也可以从他红润发光的面庞上看到；你甚至能感觉到，他整个人由内而外散发出的那些光芒不但照亮了自己，也照亮了别人。

所以，我认为爱首先是光，一个被爱着的人总是发光的。因为光是能量，所以爱就是能量。你会发现一个被爱滋养的女人，她是魅力无穷的；一个被爱鼓舞的男人，他可以勇往直前，所以爱本身就是能量。

美国著名心理学家大卫·霍金斯，曾经写过一本书《力量与能量》，在书中他提出人的情绪状况和一个人的能量级别有关，当一个人能量强的时候，他的状态就会好，所以人们常说"人逢喜事精神爽"。

霍金斯在研究中发现，当一个人内心充满愧疚的时候，他内在能量级别很低，这种低能量的状态甚至可以杀死一个人；而一个愤怒的人的能量级别可能稍高，但是不能维持，持续充满愤怒会让一个人患上身心疾病。当一个人内心充满爱的时候，他的能量级别很高。

你可以感受到，有爱的生命更加茁壮，而没有爱的生命就会枯萎，

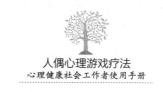

所以爱是光,爱是能量,爱让生命更灿烂,爱本身就是生命。

(2) 爱的能力

作为一个独立的人,你要学会好好爱自己;作为婚姻伴侣,要好好爱彼此;当了父母之后,要爱孩子。人生几乎所有的功课都是与爱有关的,爱是一份能力,所以培养爱的能力也是一辈子的功课。

如果爱是光、爱是能量,那能让你发光、能提升你能量的才是爱。所有让人黯然失色的,其实都是爱的反面。

所以,爱的本质就是光芒,让你容光焕发,让你光芒四射,让你用良好的状态去呈现自我。想要爱,要先有"爱的能力"。

第一个爱的能力,是愿意接纳自己,也愿意改变。只有你被完整地接纳了,爱才能流进心里,而被爱的人无论怎样,都是会发光的。这让我想起那部著名的动画电影《怪物史莱克》,它告诉我们,无论你美若天仙,还是丑若怪物,你都是值得被爱的,有爱就有幸福感。

第二个爱的能力,是相信自己,尊重自己的需要。孙瑞雪女士写过一本名为《爱和自由》的书,这本书中举了很多例子,它告诉我们,当一个孩子被爱真正滋养的时候,就会自发地学会自律;而当孩子内心的爱很匮乏的时候,就会很偏执、无度。

记得曾经有一个5岁的女孩的妈妈说自己不太敢带孩子去超市了,因为每一次去孩子就拼命地要买各种各样的巧克力;妈妈怕她吃坏牙齿,所以每次都要和她讲条件,但最后总是在孩子声嘶力竭、变本加厉的哭闹中一次次妥协了。

其实妈妈不能痛快地答应孩子,是因为妈妈根本不相信孩子能自律,所以我就让这个妈妈做一次尝试,让她很痛快地答应孩子买她喜欢的巧克力,尽管这个妈妈很疑惑但是她依然愿意尝试。

然后她回来很惊喜地跟我说,当她非常痛快地答应给孩子买巧克力，并且很有耐心地等孩子挑选的时候，孩子只拿了三块，而且她自己主动保证，"不会一次都吃下去，因为那样就牙疼"。

可见，满足孩子的需求，并不会造成他们过度贪婪，而欲望满足之后情绪就会平复下来；所以大人不要压抑孩子的欲望，比起压抑，满足更能让欲望消失，满足也更能让孩子自律。

我们不仅需要用物质来满足自己，有时我们更需要耐心地爱自己。

有一个妈妈，她的经济条件有限，所以当孩子看中一个非常贵的玩具时，她就告诉孩子，我们暂时还买不起，但是我可以和你一起欣赏这些美好的东西，和你一起畅想你拥有它的时候会怎样的快乐和幸福。如此，这个孩子会感觉到，他的需求、他的欲望并没有错，他被看到、被尊重、被理解了，也被允许了。

所以爱是真正的，既看到你，也相信你，而且尊重你的需求；所以爱是被光照耀到，是看到，是相信，是欣赏，是接受。

有关爱的功课还有很多很多，我们需要认认真真、踏踏实实地学习，下面通过一个小小的练习，真正感受一下爱带来的力量。

这个练习叫作"透过人偶看到爱"，这也是我经常和学生一起做的心理小游戏。

假如你身边正好有一套人偶，你就先和自己内心做一个连接，想象内心充满了爱的时候，你是怎样的。

当你有这样的一份充满爱和喜悦的感受的时候，请你看看手边的小人偶，你可以从中选出一个代表"爱"。当然，你也可以选另一个小人偶，代表你的问题或者是困扰。你可以同时把两个人偶放在手里，让"问题"站在前面，让"爱"站在后面，这样你就可以透过爱看到你的问题。请你用心感受，直接看到那个"问题"，和你透过"爱"去看到那个"问题"有什么不同？

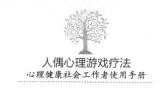

有些朋友会说,当透过爱再看这个问题的时候,内心忽然轻松了很多,好像也有很多解决问题的方向和办法了。也有人说,当透过爱再去看这个问题的时候,这个问题仿佛变成了一个礼物。

这是一个很有意思的游戏,如果你愿意,也可以把你的问题和困扰拿出来,透过"爱"看一看,好像它们也没有那么难了。其实每个生命都是被爱祝福的种子,都是因为爱来到这个世上,都是被爱滋养长大的。

我愿和你一起成为一束光,不但照亮自己,也照亮他人。

4. 感受与感知

(1) 感受是心灵的本能

在生活中、在关系里提升表达感受、接纳感受、回应感受的能力。

人们习惯于把感受包裹在事情里面,总是谈事情,不谈感受。在亲密关系里应多谈感受,不要总是把事情放在你和另一个人之间。让感受、情绪、体验在你们之间流动起来,给感受一个可以流动的时间和空间。所以,心理社工会在辅导中不断询问来访者的感受,并回应这份感受,直到来访者自我觉知,并能自我回应。

(2) 情绪是心灵感受的表达

认识情绪,是理性地表达感受的过程,是对外界的人、事、物等各种信息的刺激而形成的回应。在从感受到感知的过程中,需要形成一个心灵的闭环:感觉—感受—感动—感应—感通—感悟—感知,这就是"感知技术"。通常人们不是在找一个人来处理他的事情,而是一直在找一个人可以倾听他的烦恼;如果倾听者回应了,被倾听者会感觉被理解、被懂得,内心十分感动。因此,心理社工是他人情绪的聆听者和"镜子",而非拯救者。

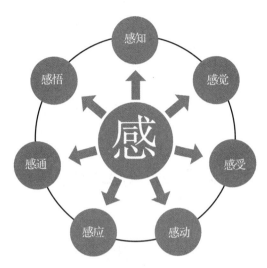

人偶心游感知技术

四、人偶心游的作用机制

人偶心理游戏疗法是李莉老师在二十多年的心理辅导探索中所总结的有中国文化特色的心理治疗方法。李莉老师发现并创建的这种"人偶心理游戏模式",能够极亲切、自然地把抽象的心灵活动展现为一个直观的、富有想象力和创造力的心理空间和人际互动平台,从而使心理治疗变成了一种展现生命活力的心流体验。

一个平台,有13个人偶、来访者与咨询师,就是一台戏。当来访者被带入能触发其内心活动的情境中时,来访者和人偶顿时成为主角。随着与人偶的互动,来访者的心理活动变成了一种流动着强烈感受的行动,封闭的内心与外部的活动通过心流、语言、表情和人偶与外界产生联系。这是一个超越性的疗愈过程。从传统医学的角度看,疾病、障碍、缺陷是一个很"坚硬"的现实,来访者既有疾病带来的痛苦,也有角色的拖累,然而,人偶心理游戏可以很自然地将一个病态系统转化成一个自我疗愈的生命成长系统。所以,在来访者进行游戏的过程中,

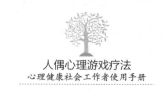

我们发现心理的疗愈并不仅仅存在于个体的内心中,来访者与人偶能形成一个没有边际的心灵能量系统,形成一种合力,使内心与外在一起成长。这种将心理辅导变成一种心理疗愈的游戏意味着疾病和痛苦这个硬邦邦的"现实"已经被转化了。

第三节　人偶心游与心理健康普及教育

人偶心游技术是心理社工在做心理健康普及教育时,打开群众心门的把手,也是聆听心灵的听诊器。

在运用人偶心游技术时,心理社工不仅需要聆听生活中的琐事,还要解决社区邻里之间的纠纷,但人偶心游让这一切变得简单起来,让心理辅导变成了一种游戏。

普及百姓心理健康知识,可以帮助居民建立科学的生活方式。要达到这目的就特别需要一种直白、易懂、易学、易操作的心理工具,而人偶心游工具的简单生动能直接引起大家的共鸣,这种工具心理社工在从事社会服务工作时也方便携带,易于操作。

人偶心游技术还被运用在妇联和民政部门的婚姻辅导中,成为社会服务工作中的有力助手。

《德州日报》曾发表一篇文章《山东德州:护航婚姻共建幸福家庭2057对夫妻被劝和》,文中提到40岁的张丽敏,在庆云县婚姻家庭辅导中心当志愿婚姻辅导员已近两年。其间,她调解了200多起离婚纠纷,经调解后夫妻和好的比例达63%。调解家庭纠纷并不是一件容易的事,但张丽敏正是使用了人偶心理游戏疗法,使她的调解更专业。例如,在了解张女士嫌弃身为出租车司机的丈夫不爱沟通、顾家少的矛盾根源后,张丽敏拿出 13 个人偶,一边根据叙述摆放,一边讲解:"张女士有产后抑郁症,她自己就像一座情感孤岛;赵先生再忙也要照顾好妻子和家。"像张丽敏这样的志愿者还有很多,他们帮助很多人挽回了婚姻,过上了幸福的生活。

第二章 人偶心游的"道"

第一节 大道至简的理论模型：生命智慧模型

一、传统文化的启发与贯通

文化差异已成为心理学发展中不可忽视的重要因素。从心理学史的角度看，中国传统文化中所蕴含的心理学智慧也一直在为现代心理学发展源源不断地提供着丰富的能量。

心理学其实是整合的科学。其中，文化传承是其中不可忽视的内涵，这直接影响着人们内在的人生观、价值观和世界观，不同的内心世界也形成了不同的看世界的角度。俗话说："一方水土养一方人。"要了解人的内心，就要关注他生活的人文环境。潜移默化的文化基因直接影响着每个人的信念，也局限着人们的认知，文化基因既影响着地域风气、家庭观念、家庭氛围、家庭关系，也影响着个人性格、认知信念，时代文化对每个生活在其中的人影响都是巨大的，因而不同时代会形成不同的认知，不同国家、不同民族有不同的观念。每个人的认知都有其局限性，从而导致某些心理困扰。

国学经典中朗朗上口的句子、词语往往是植入潜意识的种子，直接播种在内心世界里，形成了中国人特有的文化价值观、人生观和世界观。因此，我们对国人的心理服务要与中国文化相结合，用本土化的语言来辅导更易于来访者理解和接受，从而帮助其建立健康的人格和饱满的、有能量的内心世界。

二、生命智慧模型之缘起

文化是人类的精神瑰宝，也是深入人类集体潜意识的基因。

在探索人偶心游过程中，我参阅了众多心理学专业理论与技术研究方面的书，其中包括医学心理学、健康心理学、人格心理学、精神分析、家庭治疗、心理创伤、积极心理学、催眠、后现代心理技术等，更借鉴了国学经典，我在学习心理学专业理论和中国传统文化经典的过程中，惊喜地发现心理学中"人格"的描述与曾子所著《大学》中的"修身"概念不谋而合。所以，借由曾子所著《大学》，构建了生命智慧模型，用以表达心理视角下中国人对生命成长的认知。

《大学》与《论语》《中庸》《孟子》合称为"四书"，而《大学》居首；《大学》强调修己是治人的前提，修己的目的是治国和平天下，这是中国人独特的思维方式与做人原则，既是优秀文化，也是心理学的瑰宝。两千多年之后，国人的思维方式仍深受《大学》影响，其中用语依然耳熟能详，这既是中国人刻入血脉的文化基因，亦是潜意识的沃土，这些让人无比熟悉的词汇已经深入人心，被中国人所认同。

《大学》中提道："自天子以至于庶人，壹是皆以修身为本。""修身"的意义和内涵与心理学中培养健康、健全的人格极为类同，即完善自我，让自我身心和谐，让自己真正长大成人，成为一个名副其实的"大人"，从而承担自己的责任，尽自己的义务，做到"齐家"，让家庭

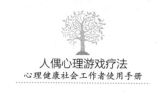

和谐，做到"治国"，使自己成为有价值、有作为的人，使社会稳定和谐发展。这个内在修己、外在助人的过程被称为"明明德、亲民"，而"修身、齐家、治国、平天下"则是自助助人"修身"理念的延伸。从心理学史的角度看，《大学》正是从中国传统文化视角阐释人格与自我成长的路径，为心理学的研究提供了一张可以参照的心灵地图，诠释出生命成长的逻辑关系。

受《大学》启发，生命智慧模型将文化视角与心理学概念以及后现代心理学技术相结合。它建构在《大学》的"三纲八目"基础上，用本土化的语言探索生命，对生命成长、心理建构、人格发展进行追溯和解读，以图文并茂的形式呈现出生命的成长模式，即生命智慧模型是以《大学》之概念彰显中国智慧，又用心理学视角解读人格、探讨人性。源于这种整合，生命智慧模型应是对心理结构与成长本质的探索。

三、生命智慧模型——人偶心游的理论模型

生命智慧模型中的"生命点"是指最内在的人格，即修身："生命线"是指生命的时间线，亦即年龄；生命面是指关系面，即人在生活中的各种各样的角色或身份。

人们终其一生都在用"修身"来完善人格，促进人格的成长、健康与健全，由此，人格的健全与健康是生命成长的意义与方向。

用生命的点、线、面阐释人格的三个维度，是人格健全和健康成长的必然经历，是深层价值需求与环境系统的互动，也是正心、诚意、致知、格物的历程。

我在生命智慧模型理论中总结了一些心理概念与心理技术。心理概念如：哲学假设、生命的点线面理论、人格整合理论、人格成长与发展、人格发展不平衡、人格空洞、人生四季等；心理技术如：支持性辅

导技术、投射分析技术、开心门技术、自由度、星空视角、扩展心量技术、人格解析技术、身份定位技术、情绪圈技术、心灵对话技术、探求原因的指南针技术、未完成事件完结技术、爱的疗愈之道技术、内心重构技术以及规划未来技术等，可以灵活便捷地运用在心理辅导里。

生命智慧模型理论的心理概念和技术来自《大学》《黄帝内经》等国学经典，也来自心理学的概念延展，它为心理学的研究提供了一张可以参照的心灵地图，可以让人们对自己、对他人的行为和内心一目了然，从修身中让人格更健康、更健全、更饱满。

《大学》是阐述自我成长、自我完善的一部经典，书中把人格成长称为"修身"，而心理学视角下的"修身"就是培养健康、健全的人格，实现自我身心和谐。由内心和谐到内外和谐，才能让家庭和谐、邻里之间和谐，最后使社会和谐。这也正是《大学》中的"大学之道，在明明德，在亲民，在止于至善"。

《大学》一直以来就是儒家的经典。两千多年之后，《大学》仍影响着千万国人，使国人形成了独特的具有中国色彩的思维方式与做人原则。它诠释的生命成长的逻辑关系令人醍醐灌顶，其中某些道理沿用至今。

儒学所谓的"三纲八目"中的"三纲"是指：明明德、亲民、止于至善。它既是《大学》的纲领，也是心灵成长的目标。所谓"八目"，是指格物、致知、诚意、正心、修身、齐家、治国、平天下。《大学》系统地论述了什么是心理健康、人格健全的人，以及这样的人的知、情、信、意、行的表现应该如何，"八目"基本上反映了人格品质形成和发展的一般规律，是儒学为我们所展示的人生进修阶梯，亦是心灵成长的过程。所以，循着这"三纲八目"前进就等于踏上了一条通往心灵健康之地的路途，循着这路途，你就能览尽心灵世界的风景。

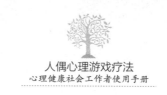

就这路途本身而言,实际上包括"内修"和"外治"两大方面:"内修"是个体层面的成长,亦即"人格/自我"的丰盈与饱满,"人格"的健康和健全;"外治"是关系层面的成长与圆融。前面四步"格物、致知、诚意、正心"是"内修";后面三步"齐家、治国、平天下"是"外治"。这不仅与"内圣外王"传统文化哲学观相一致,也与心理学的"每个人只生活在自己的主观世界中"的视角相一致,与"改变了内在主观世界,也就改变了外在世界"相一致。

第二节 心灵原点:人格成长与修身

一、心灵原点与人格成长

每个人是千差万别的,每个人的想法、动机与需求都各不相同,又有不同的经历,因此心理状态常常千差万别。在做心理辅导时,要了解来访者就一定要抓住一个根本,明确一个方向,否则你就会陷入来访者所讲的千奇百怪的故事情节里,那些人、事、物会让你摸不着头脑,也会让你迷失方向。所以,我在做心理辅导的二十几年中,总结出一个非常重要的理论——"原点"理论。

我常把这个理论告诉来访者,并与其一起分享我的体悟。"原点"就是"心灵原点",也就是核心点,当你回归原点的时候会发现很多事情变得很简单,这也是我们常说的"大道至简"。

那么,对于人来说心灵原点在哪里呢?我认为要回归人性,回归到人的本能当中,看到一个人最核心的内在的成长。如果从心理学的视角出发,人性就体现在人格的成长与成熟的过程中,所以一个人的心灵原点就是他的"人格"。当我们从人格的视角去解读一个人身边发生的各种各样离奇的事情时，会忽然有了思路。

就比如有一个咨询师在从事老年心理辅导的时候问我："我们如何对老年人的心理进行探索呢？"我回应他的是，用心灵原点的视角。我说："假设把'老年'这个词去掉，其实你就是在看一个人的心理，那会不会更简单、更直白一些呢？"因为一个人会有七情六欲、喜怒哀乐这些自然的情感，也会有冷暖温饱这些本能的需求，而这就是人性。

人性的根本是被爱、被滋养，以及成长，同时也会付出爱，对他人进行滋养，付出也是成长的一部分。

无论是男性还是女性，无论是孩子还是老人，他们都具有这样的人性、这样根本的部分。这些是根本，那些千差万别的仅是支末。

对于老年人来说，只不过是在年龄、阅历上与年轻人有所不同而已，但他对爱、尊重、实现自身价值的需求却是相同的。看到这些本能的需求，你也就站在了心灵的原点上。

而在这堂心灵游戏课中我想讲的是一个识别自己和他人的简单的方法，这个方法源自心理学公认的鼻祖——弗洛伊德，这个方法就是弗洛伊德的人格理论。

这个人格理论把一个人的人格分为三个基本的原型，分别为：本我、超我和自我。

其实，"本我"更像一个孩子，它需要很多的爱去滋养，它需要被关注、被看到，它需要营养。它的内在就像一个黑色的空洞，它要吸纳很多的光和能量，需要关注、欣赏、赞美、肯定等，才会渐渐成长。

一个本我人格发展很好的人，他内在就像孩子一样充满了活力、好奇心，也会充满喜悦。他的人生底色是五彩缤纷的，是快乐的；而一个人内心如果有空洞、创伤，甚至他内心有很多未被满足、未成长的部分，你会发现即便他长大了，他的人生底色也是灰暗的。所以，受伤的"本我"会让一个人生命的底色黯淡。

"超我"这个部分更像父母，它能像父母一样有担当、乐于奉献，把它内在的能量、爱给予他人；它就像一颗种子的两片子叶包着那鲜嫩的嫩芽，而那个嫩芽相当于本我，那两片子叶相当于超我。超我会源源不断地把爱输送给本我，超我的主题就是爱的付出，同时它对自己有很高的要求。

一个吸收爱的本我，一个付出爱的超我，一个自律的自我，这就是人的本性所在，这也是一个人心灵原点当中最核心的部分。

人性本善还是本恶，其实无法简单地区分，因为心是善变的。我们可以从心理能量层面区分一个人是需要能量输出，还是能量的输入。

如果他极度渴望能量输入，基本上是内在没有被满足；而一个乐于奉献、乐于助人的人，基本上内在都充满爱和力量。

如果他对一件事患得患失，纠结且难以下决定，那就是他的自我意识在启动。这种自我意识就是他的"自我"部分。可是一个人怎么能够"自己知道"呢？只有自我才有觉知，只有自我才能做自由的选择，而只有自我才有自主的意识。可是这一切的觉知、独立、自主、自在是建立在内心本我和超我皆被满足的基础之上的。

这三个部分组成了一个大大的圆，我们称其为"心灵原点"模型。在这个模型中，最里层的同心圆代表本我和超我，外层一圈圈的同心圆代表自我。设计这个模型的初衷，是想让人们更直白地看到一个人内心是怎样运作的。

例如，在我的课堂上有一位三十多岁的学员提问，他说："李老师，我的父母总是挑剔、指责我，特别是我父亲，总是看我这儿不好、那儿不好，在他们眼里我简直一无是处，所以回家看到他们的时候，我

第二章 人偶心游的"道"

的状态就特别的崩溃。虽然我也知道他们是为我好,可是我还是备受打击,所以有的时候要不就话不投机吵起来,要不就非常难受地压抑自己,因此,我也不太愿意回家,也尽量不回家。可是时间一长,又内心很不安,觉得自己特别不孝顺,有时候也特别心疼父母,可是一回家自己状态又很糟,我该怎么办呢?"

从这段话中可以看到那个像总是被挑剔的孩子一样的感性的本我部分,它会受伤、会难过,也会抗拒,同时它也会思念父母。同时也能看到一个很理性的超我,会指责自己不孝,让自己内心不安。它爱父母,它也能体谅父母,这个就是人格当中的超我。

所以,这个学员的纠结只不过是内在这两个部分的矛盾,其实他忘了他还有一个可以认识、区分这种感觉的理性的具有现实功能的"自我"部分,这部分才具有觉知的能力。因此在课堂上我也经常会启发学员们认识、看到这个能够觉知的自我,用自我的力量帮助自己。这也是心理学当中说的"助人自助"。

这个时候我经常会让他们玩下面这个游戏。我会让他们从我设计的人偶心游工具中选出三个小人偶,分别代表人格的三个部分,上文中的这个学员选了一个幼儿期的小男孩代表本我,又选了一个青年期的人偶代表超我,同时他还选了一个青春期的人偶代表自我。所以,你会看到他的自我还处在青春期并没有长大成人,同时他也发现自己每次回家面对父母的时候,自己还是那个小时候受过伤的自己,而并不是现在三十多岁,有自己事业、家庭和孩子的自己。当他面对父亲的时候,他内心依然是个受伤的孩子,他希望父亲能够看到他的好,能够肯定他、关注他,甚至抱抱他。其实,他的本我非常渴望得到父亲的爱和关注。

尽管他内心也有一个爱父母的超我,可是现实生活中他那个能够觉

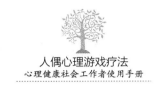

知的自我更像一个青春期的叛逆孩子，所以当他用人偶呈现出这三个子人格的时候，他忽然明白了，说："我知道该如何和父母相处了，也知道应该怎样去爱父母了。"下课后他就回家把这份觉知告诉了父母并拥抱了他们，告诉他们其实自己很爱他们。同时，无论他现在多大了，他也需要他们的爱，小时候需要，现在依然需要。在回家补做了这个爱的功课，我们再见面的时候，他露出了无比轻松和灿烂的笑容，他告诉我，他可以常常回家看父母了，他也特别喜欢和父母一起探讨心理学。

这个心灵原点的游戏给了我们一个新视角，让我们保持一份觉知，即便是你回到家见到父母的时候，也可以让自己绕过那个受伤的小孩、绕过那个叛逆期的自我，用一个成熟的、理性的，甚至是能够表达爱的自我和父母交流，不去抗拒，也不去逃避。把内心的渴望用自己的爱表达出来，去呵护渐渐变老的父母，这样你的超我和本我也可以和解，你的自我更可以自如。

这就是心灵原点的游戏，当然如果你上过人偶心理游戏的课程，你也可以用这套小小的人偶更好地认识自己，用心灵原点更加细致地解读他人。

让生命回归原点，让心灵回归源头，这也是我们常说的"勿忘初心，方得始终"。要知道你所需要的无非就是爱与被爱。

愿你回到心灵的原点，拥有安然自在的内心幸福，愿你看到那个孩子般纯真的本我，也看到那个如太阳般的超我，更能用自我的觉知，透过心灵原点去爱自己、爱他人。

二、心灵原点与修身

1. 生命智慧模型的核心：人格/自我

生命智慧模型的核心是人格，即内在"自我"。

在这里，我把人格与自我等同起来。人格可以分为多个子人格。

弗洛伊德认为，自我可以分为本我、超我和自我。这里的"自我"指"本我、超我、自我"这三个的整体。这三个部分里有像小孩子的"本我"，像父母的"超我"，以及与现实场景相适应和匹配的"现实的自我"。

人格可以向内分化成"自我"，自我是一个整体，自我内部由本我与超我组成。

自我像一个八卦图，本我、超我是内在的两个部分，就像白天和黑夜，组成了完整的一天。人的内心世界也是有两面。整个的"自我"是由"现实的自我"包围着内在的"本我"和"超我"组成的，这就像人格原型中的"父母""孩子"和"成人"。

2. 人格发展的不平衡

人格在成长过程中有发展不平衡的现象。比如，孩子在很小的时候承担了生活的压力，会快速长大。过多地承担了家庭责任和生活重担，那他人格中的超我会过于强大，本我会相对弱小。而一个被过度宠溺的孩子，他人格中的本我会过于强大，超我会相对弱小。如果一个人的自我发展得很饱满，在生活中就会非常自如，为人处世很周到。而自我发展受阻时，在生活中就会很执拗、太过执着，也被称为太僵化或是太教条。

因此，针对人格发展不平衡的问题在人格训练中可以从以下三个方面着手：一是好好爱自己，保护好本我，这是内心活力的来源；二是要懂得感恩，能够服务他人，奉献爱，创造价值，这样才能有意义地生活，这算是超我的必修课；三是有效运用自我觉知，发现自己信念与认知上的局限性，在生活中的人、事、物中提升自己的随机应变的能力和意志力，让人格饱满起来，这是自我的功课，也是修身。

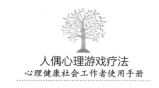

3. 身份和角色

认识自我时会发现自我有不同的面。比如，每个人都有成人的一面，也有孩子的一面；有世故的一面，也有天真的一面；有冷酷的一面，也有热情的一面；有在家里的一面，也有在外面的一面。我们每个人都活在这些生命角色中，自我外部的每个角色，仿佛一朵花的花瓣，花瓣越多代表身份角色越多，经历越丰富。

人的身份角色很重要，一个明确的身份定位，可以让人做事时内心笃定而踏实，有明确界限，也有分寸。

身份通过角色来确定，角色有时像人格面具，在生活中可以让人适应各种场合以及各种关系的人际交往。身份角色会随着时间、场合、年龄、职位等改变。所以，从某种意义上来说，身份角色是一个人社会适应的标识。

一个人会拥有不同的身份角色，但是不一定在所有身份角色里都能自如。有些身份角色对自己而言很陌生，适应起来会觉得生涩；也有些身份角色甚至让自己心生怯意，害怕面对。角色定位不清、角色混乱，是在生活和工作中常常出现的情况，这给人们带来了诸多麻烦和困扰。所以，身份角色的适应也是身心修炼的一部分。

一个人在一生中可能扮演以下几种角色：

家庭中的角色： 丈夫/妻子、父亲/母亲、儿子/女儿、爷爷/奶奶、姥爷/姥姥等。

生活中的角色： 朋友、亲戚、邻居、同学等。

职场中的角色： 客户、同事、上级、下属、搭档等。

职业角色（以行业来定位）： 教师、医生、警察、心理学家、工程师、工人、农民、企业家、社会工作者等。

人们在自己熟悉的领域内，状态会非常好；一旦到了不熟悉的领域，就马上卡住了。卡住往往就是因为内在自我还不能自如切换到相应的身份角色。有时不能自如切换，可能是因为不熟练，也可能与"未成长的"部分或"创伤胶囊"有关。

每个人的身份角色都不是单一的，每一个人都生活在多重身份角色当中，以便适应社会环境和处理不同关系。但是，所有的身份角色的核心是人格，是自我，因此人格的健康和健全是关键，也就是必须要自我修炼。

一个人是否成熟首先表现在身份角色是否有担当。"天下兴亡，匹夫有责"，天下事，事关天下人，所以每个人都有责任，这里说的是作为社会一员的公民的责任；"子不教，父之过"，不教育孩子，是父亲的过错。不同的身份角色给了人们切实的责任与义务，因此认识自己的身份角色，是心理健康的重要一步。

我们说某个人很成熟，就是指他在不同的身份角色里都很有担当，对自己应该做的很明确、很笃定。如果一个人的自我人格发展得比较健全，能够自如地扮演各种角色，那么他的自我适应机制就是有效的，生活就会很顺畅。

4. 人格成长的记忆与创伤

（1）生命中的"未完成事件"与"心结"

有一个心理试验，在幼儿园小朋友走过的地方放一块黑板，在上面很醒目地画一个没有闭合的圆圈，以此来观察小朋友的行为。

试验发现，每当经过这块黑板时，小朋友都会自然而然地拿起粉笔补上圆圈，让原先的圆弧成为一个完整的圆。更令人惊奇的是，大猩猩也有此癖好。并且小孩子和大猩猩都会尽力使自己画的线段平滑，以使补充的部分与原先的弧融为一体。

所以，把事情完成是心灵的本能。人类天生就喜欢将事情做完。无法被满足的需求,将一直困扰着心灵。人类有许许多多在身体、感情、心灵上的需求,它们吸引着我们的注意力,并且列队等待着我们去满足。在心理学完形理论中,将这些未解决的问题、未满足的需求称为"未完成事件"(unfinished business)。

例如,今早你想为昨天的吵架向你的伴侣道歉。虽然你有很多话想说,但却什么都没说。之后,你的心里便一直想着、惦记着这些要说而没说的话。你在公司里与他人说话时,心神恍惚,因为你仍将注意力集中于过去尚未解决的问题上。人只有满足了最迫切的需求之后才能接着转向下一个需求;一个需求满足以后,才能让出一条路给下一个需求——这当然是最理想的状态。但是大多数的需求无法及时满足,因此它们就卡在那里,无法后退,成为生命中的未完成事件。

每当人们有机会满足需求时,会自然地去满足原先未得到满足的需求,但当未得到满足的需求在当时的情景中无法满足时,人们还会将它带到日后的生活中。比如,有很多女性找伴侣时,希望找一个像父亲一样的丈夫或与父亲截然不同的丈夫,这与未被满足的需求有关。

由于这一需求产生于过去的情景中,所以这一未得到满足的需求现在变成了"失去基础"的"未完成事件"。当我们要完成时,就只能将它建立在某种类似的基础上,成了"投射"或者"内射",最终殃及无辜,造成更大的问题。于是,一个恶性循环形成了。

(2)未完成事件与创伤胶囊

有些心理创伤是身心成长的过程被打断和终止造成的,这个过程始终没有完结。当事件难度超过当下的处理能力时,我们的潜意识会开启自我保护模式,暂时终止处理,但事情并没有消失,而是存在于我们的潜意识里,被记录下来,同时运用自我保护模式来回避类似的事件。可是,有的时候,自我保护机制会过于敏感,遇到类似的事情时,反应过于强烈，以至于影响我们的正常生活。这就好像一个燃烧的烟头，会引发整栋大楼消防警报一样。这种保护模式被称为未完成事件的激惹现象。

这些未完成事件，就像内心伸出的小钩子或毛刺，常常会在现实生活中挂住与未完成事件相似的人、事、物，令人无法绕开，这就是我们所说的"心结"。

有时，这些未完成事件导致的心结不断勾住现实生活中的人、事、物，既是为了完结，也是为了放下挂碍，但是在不觉知的情况下，旧的事件未完结，新的事件又叠加起来，这样层层加厚的心结继而形成稳定的"结"，被长久地保留下来，我称其为"人格空洞"或是"创伤胶囊"。在本我中的人格空洞我称其为"受伤的小宝"，在超我中的人格空洞我称其为"超级的小贝"。之所以这样命名，是因为我认为"心理创伤"也是"心灵的小宝贝"，它是一份提醒、一个礼物，也是一种资源，疗愈之后它又是一种成熟。

因此"人格空洞"需要被填充，"创伤胶囊"需要被疗愈。而生活中的人、事、物对人格的修炼恰恰就是修身的过程，也是对人格的打磨，就像《大学》中说的："大学之道，在明明德，在亲民，在止于至善。"要成为一个真正成熟的人，一定要在不断的打磨和修炼中完成人格的成长，完成修身的过程。

第三章 人偶心游的"法"

第一节 人偶心游的"法":法以立本原则体系

一、法:法以立本

此处的"法"是指人偶心游师的成长之路——师资体系与认证资格。人偶心游师通过授课来培养人才,最重要的方式是理论学习,但同时又注重技巧训练与实操。学会一套简单实用的心理技术,学会使用一套易学、易懂、易操作的可任意组合的家庭心理辅导工具,就能拥有一个随身携带的"心灵守护天使"。

完全从生活实际出发,让知识学了就能用,用了就有效。学生经过课程训练,拥有扩展心量、提升内在力量、创造资源的能力,在老师的鞭策下、同行的交流中快速成长。让人们快乐、幸福,是人偶心游师给来访者最好的礼物。

二、人偶心游师的专业成长体系

认证体系:专业认证分为初级认证、中级认证、高级认证。共包括

24 天的 MPPT 专业训练。由中国 MPPT 管理总部统一发放认证资格。

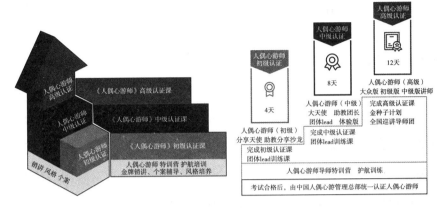

人偶心游师认证体系

第二节　心理社工与人偶心游

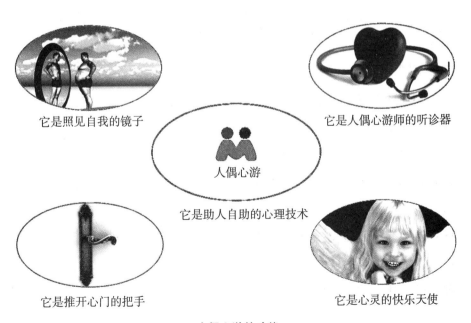

人偶心游的功能

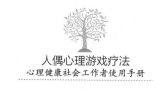

人偶心游让问题一目了然，它是助人自助的心理技术，是照见心灵的镜子、推开心门的把手、聆听心灵的听诊器，也是守护心灵的天使。

人偶心游师用爱与欢乐滋养心灵，人偶心游给人们极大的自由和创造空间，正被广泛用于社会工作、心理辅导、学校教育、婚姻辅导等各个领域中。

心理健康社会工作者（Mental Health Social Work，缩写 MHSW），简称心理社工。《心理健康社会工作职业能力指南》制定的职业技能培训和考核体系，可作为社区、医疗、司法、教育、企业等领域的社工师和心理咨询师的能力评价、考核、聘用和任职的重要参考。心理社工填补了心理咨询师不懂社会服务，社工师不会心理辅导的市场空白。

中国社会工作联合会是国家民政部直属主管的全国性专业社会团体，是中国唯一代表从事社会工作的单位和社会工作专业人员的权威组织，参加培训且考核合格者将获得由中国社会工作联合会社会工作职业技能认证中心颁发的《心理健康社会工作职业技能培训证书》。心理社工的出现改变了生活中有经验、无专业，有知识、无技能，啥都会、啥都做不了的现状。

心理社工将社会工作经验与心理健康工作专业知识有机融合，可以为个人和家庭提供专业的心理疏导，有效化解社会矛盾。

人偶心游作为心理社工中级必修技能之一，是了解社区居民心理状态，沟通疏导心理困惑，调解婚姻与家庭关系的最为简约有效的技术。人偶心游易学、易懂、易操作，结合传统文化，以实际案例为落脚点，用简单实用的人偶工具来了解人格、了解自我，看清家庭关系，理解他人，聆听心灵，温暖生命，人偶心游让心理社工的陪伴更有效果，让人文关怀更有力量，是心理社工进行心理健康普及教育的有力工具。

第三章 人偶心游的"法"

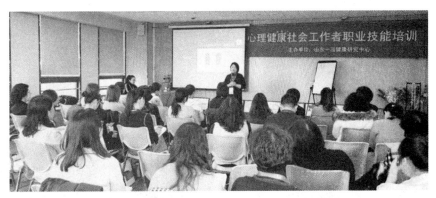

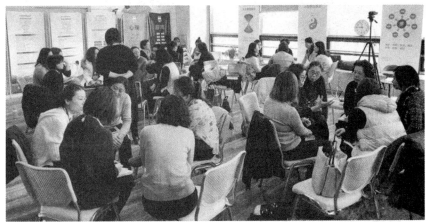

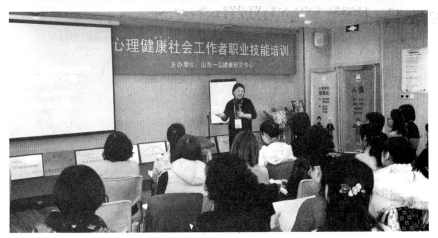

心理社工技能培训现场

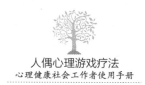

人偶心理游戏疗法
心理健康社会工作者使用手册

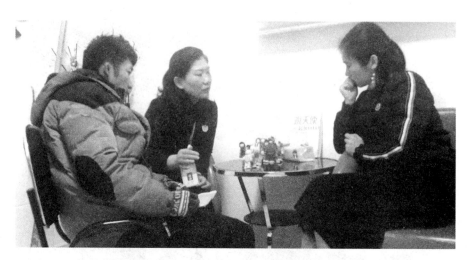

山东省平阴县民政局婚姻调解

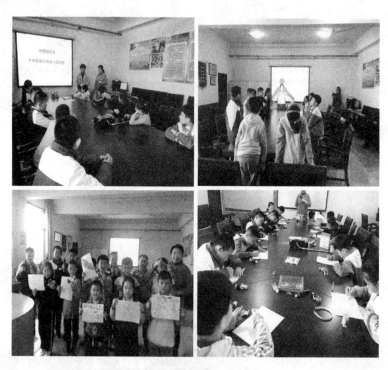

淄博高新区华瑞园社区·先锋少年团

第三章 人偶心游的"法"

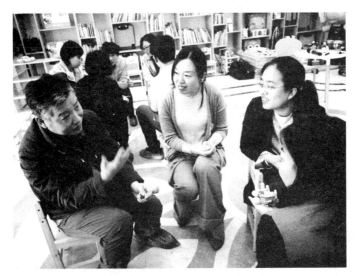

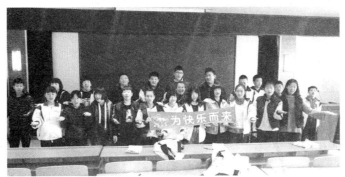

心理社工使用人偶心游组织各类公益活动

第四章 人偶心游的"术"

第一节 人偶心游的"术":以道统术,以术得道

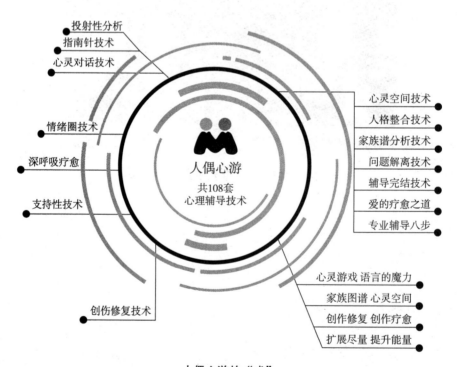

人偶心游的"术"

第四章 人偶心游的"术"

技术可以彰显理论,也是理论的载体;技术的结构化让人们可以复制它,也可以传播它。所以,以道统术,以术得道。

此处的"术"是技术,即人偶心游专业技术包,也称人偶心游技术。整合简化的理论模型建构了自成体系的专业技术,通过专业培训达到易学、易懂、易操作的效果;术以立策,108套心理辅导技术既是可复制的策略,也是可执行的方案。人偶心游技术主要有:生命智慧模型技术、投射性分析、指南针技术、心灵对话技术、情绪圈技术、深呼吸疗愈、支持性技术、创伤修复技术、心灵空间技术、人格整合技术、家族谱系技术、问题解离技术、辅导完结技术、爱的疗愈之道,等等。

人偶心游技术,让人偶心游师和来访者同时具有了"星空视角",能俯瞰家庭模式,洞察家族关系,了然生命四季;透过人偶可以了解本我、自我、超我,聆听"心灵空洞",探访"创伤胶囊",直探问题核心,激发心灵自愈力!

一、人偶心游师的辅导原则

通过人偶心游帮助来访者解决问题的心理社工,我们也称其为人偶心游师。

(1)人偶心游师的身份定位:和来访者一起进行心理游戏的互动参与者,也是引导者和支持者,以及空间安全的维护者。

(2)人偶心游师为大众解决生活中的问题与困扰提供了一个视角、一个方法,人偶心游师并不是决策者。

(3)人偶心游师应以促进人格健康发展为辅导目的,以每个人都具有成长的能力为原则,和来访者探讨心灵困扰。因此,来访者的问题和生活中的不幸并不是来访者的错,而是他们成长中需要做的功课。所以,人偶心游师常常会对有自责情绪的来访者说:"这不是你的错,这

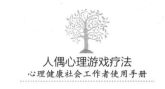

只是你的功课。"

还有一些具有疗愈作用的话语,人偶心游师可以直接应用在访谈中:

创伤是成长的机会,也是你的资源,甚至是你的才华。

心大了,事就小了;心小了,事就大了。

从游戏的视角来看,人偶心游师还可以这样说:

生命是传承,也是循环,每个成长阶段都有需要做的功课。所有的生命功课都与爱有关。爱是能量,爱是光。你就是爱。

生活就是游戏,我们不是在游戏中生活,就是在生活中游戏。有觉知的游戏就是成长,就是疗愈。

我们所经历的所有人、事、物,都是来促进成长的。

我们的一生都在修行。所有痛苦、挑战都是修炼,都是你生命中的礼物,要提醒你自己还有功课需要完成。

保持正念,一切都是最好的安排。

人在关系中成长,人在角色中成熟。

(4)人偶心游师要尊重专业:对来访者生活中的任何简单问题都可以探讨,包括情绪、心态、观念、行为、认知、困扰等,但是超出自己能做的范畴时,需要谨慎对待,需要转诊的请坦诚、明确地告知来访者,自己能做到的以及不能做到的部分都要讲清楚。这一原则基本概括为:简单问题简单处理,复杂问题专家处理。

二、人偶心游师的辅导流程

1. 建立咨访关系,调控心理状态

人偶心游师和来访者心理都需要调控到适于开展辅导的状态,人偶心游师首先要调控自己的内心状态,然后才能与来访者建立内心连接,

聆听来访者，进行资料访谈，分析并寻找问题关键点，评估问题及程度，设定辅导目标，与来访者设定初步的辅导方案。

2. 观察与引导

这是一个人偶心游师、来访者和人偶互动的过程，共同创造一个安全和自由的空间。先向来访者介绍 MPPT，让来访者知道做人偶心游的方式，让来访者放松、静心并选择人偶。然后请来访者在完成一个关系的呈现后以点头示意的方式告知你他已完成。下面看一下人偶心游师是如何引导来访者使用人偶心游技术的。

咨询师："你可以用你自己的方法，先和自己内心连接，让自己慢慢地静下来。做两三次深呼吸，当你慢慢静下来的时候，你的内心可能会有一个念头或者一个画面冒出来，无论是什么都请你欢迎它，然后带着它，带着这份感受，睁开眼睛，从你旁边的人偶袋里，拿起你第一眼看中的一个人偶，切记用第一感觉选择。"

"然后，你可以和这个人偶做一个连接，你拿在手里的这个人偶让你想到了什么？你心里的感受是什么？"

"现在请观察你身体的反应。"

"你内心出现了怎样的画面？"

"你的感受是什么？情绪是什么？"

"透过这三个问题，看看人偶带你看到了怎样的内在的世界……"

接下来人偶心游师可与来访者探讨："你感觉人偶代表的是自己还是他人？人偶呈现的是一种情绪、一个事件，还是一份困扰？"

对来访者的心理问题进行简洁清晰的分析、判断。通过俯瞰来访者在场域中用人偶呈现的关系场景可以快速看清家庭成员彼此之间的关系，此时，人偶像镜子一样呈现出来访者的心理世界。

针对性问题的解决：在辅导疗愈过程中，人偶心游师要注意来访者

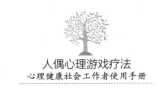

的语言和非语言线索；不需要碰触人偶；人偶心游师应保持专注，鼓励来访者充分地体验人偶场景，并支持和陪伴来访者停留在被激发的情绪中，鼓励他表达情绪，人偶心游师见证和尊重来访者的体验而不需要做过多干涉或解释。

人偶心游师要用心体察来访者与人偶的连接，协助来访者连接人偶并描述感觉，呈现问题之间的关系，把焦点放在人偶场景中所呈现的关键问题上。

人偶心游重构内心世界：人偶心游师可以通过人偶帮助来访者看清来访者内心的未来画面，并通过未来景象设定未来目标。人偶心游师可以这样询问来访者：怎样摆放人偶你会更舒服？如果你愿望达成了，你的生活会有什么不同？对于未来，当人的脑中已经拥有清晰完整的画面和规划图时，才能从容坚定地迈向未来。

这样就将人偶同来访者的现实世界连接起来，鼓励来访者留意人偶呈现的场景中的问题与他日常生活中模式的对应关系；帮助来访者理解人偶心游场景的意义，把潜意识的场景变为意识层面的领悟与学习；留出时间让来访者去体验改变后的趋于积极正向的重构的内心场景。

来访者完成辅导之后，把人偶放回工具箱里做完结仪式。

3. **评估与总结**

辅导可以单次解决一个或是几个有关联的问题，也可多次针对一个问题进行辅导，因此辅导可以是单次，也可以是多次，应视情况而定。通常多为单次解决一个问题，或是 3~5 次解决相关的系列问题，这样的设置有效地缩短了辅导的时间，提升了辅导效率。每一次辅导结束均要评估效果，均要做完结仪式。

效果评估：来访者主观评估与客观数据相结合，能够直观地评估相关辅导效果。比如，在辅导前，可以问来访者："假如内心情绪是 0~

10分，0分是很平静，10分是非常伤心（或是焦虑、抑郁、愤怒等），你现在是几分？"在辅导之后再询问，通过前后对比，可了解辅导效果。也可以通过对正向资源或能力的评估来了解其中的效果，比如，"假如用0~10分代表自己的信心，0分是一点儿自信都没有，10分是非常自信。刚来时，你对自己的信心是几分？辅导之后，你对自己的信心是几分？"从前后的对比中，可以评估效果。这种评估方法简便、易懂，能够方便来访者自我评估，也让人偶心游师能有效评估辅导效果。

辅导完结：人偶心游师需要在最后的访谈结束前做小结，并让来访者用几句话做小结，以完结本次辅导。

三、人偶心游师的辅导案例：婚姻中的我和你

第一步：状态调控

场域：安全、安静、无干扰的环境，可做人偶心游的场地；

座次：人偶心游师坐在右侧，来访者坐在左侧，两座椅呈45°。

人偶心游师要以放松、自然、平和的状态，以及温暖的眼神、走心的话语和来访者建立连接，并告知要做的练习或游戏。

引导："今天，我们做一个游戏（练习），我来引导，你来体验，可以吗？这里有13个人偶，你可以从这些人偶中选出代表你和你爱人的人偶。"

第二步：观察和引导

观察：在来访者选择人偶的时候，需要观察他选择人偶的整个过程（他选择人偶的速度，挑选人偶时的动作、表情，所选择的人偶的年龄、性别以及他与人偶互动的过程）。

咨询师："你选出来的人偶是想拿在手里，还是放在桌上呢？如果你是想放在桌上，可以把它放在你认为舒服的位置。"

观察：注意来访者所选择人偶的年龄、性别、动作、姿态、状态（站、坐、躺）、摆放位置（桌子的中间还是边缘），是否有性别、年龄与实际不符的情况，观察来访者拿到的代表自己和爱人的人偶的子人格（超我、本我、自我），并进一步进行访谈。

例如，观察到来访者选出了一个中年期的男性和青春期的女孩。她把人偶拿在手上。

咨询师："你可以把人偶放在桌子上吗？"

来访者："可以。"

观察：来访者把人偶放在了桌子上。观察人偶在桌子上的摆放位置、人偶之间的距离等。重点观察来访者的表情、情绪，注意来访者谈论/描述时的关键词，重复、强调的用词以及语气，形成假设。再进一步进行访谈。

咨询师："看着人偶，你发现了什么？"

来访者描述自己的发现。例如，"他看着我，我不看他。"

咨询师帮助来访者联系现实生活，进行对比。

来访者无觉知时，针对来访者的无觉知，可以讲自己的观察，如"他看着你，你不看他；我看到你选了一个穿花裙子的小女孩（注意不要详细描述）；我看到你拿到代表'先生'的人偶是××。你听到我这样说，你心里是什么感受？"

来访者："……"

随着来访者的讲述，适当运用支持性技术回应（如嗯、是啊、对啊、就是这样啊）。

咨询师："我听到你说……他做了些什么让你觉得他……"

来访者："他……"

咨询师："婚姻中你们的互动是怎样的？"

来访者："他……"

咨询师："当他……的时候，你的感受是什么？"

来访者："……"

咨询师："很好，你想对他说些什么？你希望……"

根据来访者的讲述、资料的收集、人偶的呈现，以及来访者的表情、情绪，回应来访者的本我（看见她的需求）和超我（肯定她的付出）。

让来访者先表达自己的情绪、情感和愿望，再回应来访者的超我和本我。

咨询师："你想对自己说些什么？"

来访者：……

咨询师："如果人偶可以调整，你想要怎样调整呢？你需要做些什么或者用怎样的方式以达成现实生活中这样的调整呢？"

引发来访者思考。

第三步：评估与总结

引导：本次辅导结束前我们评估一下，情绪之前……之后……（评估以主观感受 0~10 分为准）；我们今天的游戏（练习）就到这里，用你的方式感谢一下人偶，然后把人偶轻轻放回去。

四、人偶心游的特点

人偶心游跟其他治疗方法最大的不同点在于，来访者通过人偶创造出一个把内在想法和感觉与外在具体形象连接的场域，来访者的情结会自然地投射在人偶上。

人偶灵活而直观地代表了自我、他人、子人格中的本我和超我；它也可以代表关系、事件、情绪、创伤、症状潜意识；可以代表孩子、父母、伴侣、亲人、朋友；有时可以把人偶摆放在桌面上，内在的人际关系即投射在不同的人偶身上，并通过人偶之间的物理空间来呈现实际的人际关系以及他们的心理距离。

人们都有游戏的需要和渴望，当来访者无法靠原有方式解决问题时，人偶世界可以释放他们现实世界里的压力，激发潜意识中的创造力，在被感知、被看到、被听到和被触摸中将内在感觉和记忆带入外在现实，从而找到答案。当来访者面对某些困难问题抗拒咨询师时，人偶心游可以软化其防御机制。比如，一个青少年，可能他不愿意说出家庭问题，但他可以用人偶来呈现家庭的真实关系。

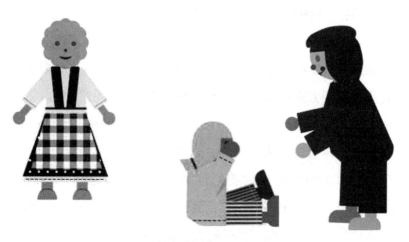

使用人偶呈现的家庭场景

同时，人偶肢体语言象征内心，为人们提供了一个表达内在想法和感觉的渠道。因此，内在想法和感觉变成了一种可呈现的立体画面，来访者可以绕过自我防御表达潜意识，通过自我的心灵对话，让内在"未成长"的部分——"内在小孩"得以长大，让"未完成事件"完结，让心灵的"创伤胶囊"得以疗愈，因此人偶心游技术具有深入疗愈和促进成长的作用，可以带来内心巨大的改变。

在家庭关系的辅导过程中，来访者对人偶的选择，体现了他的心理年龄以及人格认同。咨询师可通过来访者选择的人偶，来分析他潜意识层面的人格成熟度和特征，以及存在的问题。

1. 人偶与婚姻情感辅导

案例：一位因婚姻问题来访的女士，从其呈现的家庭关系中可以看到，代表丈夫和婆婆的人偶紧密地并排站在一起，而她和儿子站在一起，和丈夫相隔很远，呈现出"父亲缺位，丈夫缺位"的婚姻模式，这是婚姻问题的根源。

2. 人偶与亲子关系辅导

案例：一位女士在选择代表父亲的人偶后，她不愿碰人偶，而是将其摆在桌面诉说家庭故事，说父亲如何对母亲进行家暴，当她表达内心情绪后，才愿意看到父亲的付出，也开始接受来自父亲深厚的爱。她把人偶捧在手里，流下感动的泪水，之后她反馈说回家后她已经可以搀扶、拥抱父亲了。

3. 人偶与心灵成长

案例：一名休学的高中生所选的代表自己和妈妈的人偶不愿站起来，只愿意躺着，询问后发现"不愿意站起来"的是"内心有抑郁倾向的妈妈"，这让妈妈惊觉，妈妈承认自己一直有想死的念头，是为儿子才活下来的。孩子通过摆放出和妈妈一样的身体姿态来代表"要和妈妈一样"，休学只是外在表征，这份觉知让妈妈重新调整状态好好生活；同时，儿子也放下了潜意识中追随的愿望，疲惫感也消退，随后复学。

基于此，人偶心游可以应用于不同文化、年龄和不同发展程度的个体。

人偶心游让人们具有了"星空视角"，能俯瞰家庭模式、家族关

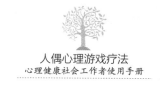

系，洞察潜意识，了然"家族包袱"；透过人偶可以看到人格中的本我、自我、超我，聆听到心灵的"受伤小宝"和"超级小贝"，来访者在不知不觉中渐渐打开了心门，了解自己的内心，引发心灵对话，激发生命的自愈力，在潜意识意识化的过程中疗愈自我。人偶心游用最直接、简单的方法，直击问题的核心。

五、人偶心游应用领域的探索

1. **人偶心游可用于自我成长的三个层面：身、心、灵**

人偶心游可以消除长期困扰个人的心灵问题、情绪问题，帮助个人修复心理创伤，有效促进个体身心成长、心智成熟；同时可以深入地探索人格，探索心灵、精神层面的成长疗愈之道。

从心灵层面来说，人偶心游可以扩展心量，提升能量内心，缓解情绪压力，解决情感问题，修复心理创伤等；从精神层面来说，人偶心游可以帮助来访者认知自我、调整身份、转变信念，探索深层价值需求，促进心灵成长，提升内心感受力，从而改善行为，达到知行合一。

2. **人偶心游可用于改善关系**

关系问题辅导：自我关系、家庭关系。改善亲子关系、夫妻关系、婆媳关系等，建立新的关系模式；呈现婚姻关系，改善情感关系、沟通模式，进行婚姻关系性创伤辅导等；帮助建立和谐的人际关系等；有效帮助孩子关系层面的成长，教他们处理与老师、同学的关系等。

人际关系：呈现工作关系中的身份角色及状态，提升自我觉察能力、情绪控制力、沟通能力，使人际关系和谐。

总之，人偶心理游戏疗法是一套简单易懂、便于操作的实用性心灵成长技术。因为人偶心游具有简单、易行、直观、可视化、游戏性的特点，正被广泛用于社会工作、心理辅导等各种助人的领域中。

第二节　人偶心游技术

一、人人都能学会的"读心术"

你是不是真的了解自己的内心世界？

当你遇到困扰、有了强烈的情绪波动的时候，如果你的第一反应是"我不知道为什么会这样""老天对我真是不公平""这一切都是他的错"，那么或许你还未真正了解你自己的内心。

其实每个人的内心都蕴含着巨大的能量，遗憾的是，很少有人真正了解它，甚至很少有人关注它。

在某种程度上，人的内心就像一座冰山。人们所能觉知到的就像是冰山暴露在海平面之上的部分，它能被意识到、被看到，但它只占到整个冰山的1%～10%。而整座冰山隐藏在海平面下的部分却占90%～99%，在心理学中这部分被称为潜意识仓库。这个庞大的仓库储存着我们有生以来所有的记忆，但有时我们的大脑为了提高效率，会帮你做减法——遗忘。遗忘并不是烟消云散，而是将记忆悄悄地储存在潜意识中，无须你时时记得，只要在用时提取就可以。

心理学家和哲学家探索潜意识的过程，就是一个唤醒人们的觉知力，并去发掘潜意识中的记忆的过程。仿佛在云烟氤氲的潜意识的幽林中，找寻到一条平坦的小路，徐徐前行，阳光也渐渐明媚起来，逐渐看清这林中的景色。这其实就是一种"读心术"——读懂你的内心，唤醒你潜意识中的记忆，发现冰山下的部分。

针对这一点，我创造了一种心理游戏：人偶心游。

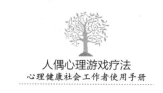

小小的人偶穿着不同颜色和款式的衣服，颜色代表性格，款式代表身份，不同的头发颜色代表不一样的情绪与思想，不同的年龄代表不同的人格发展阶段。一个小小的人偶，一个轻松的游戏，却能让你看到一个全新的、不同的、丰富多彩的自己。

当拿起这些小小的人偶时，人们的脸上往往会不自觉地流露出不可思议的表情。那些原本没有生命的人偶，忽然被赋予了意义，变得鲜活起来；然后我会静静地等候，等他们诉说生命中尘封的故事，等他们唤醒记忆，在这个过程中，很多人会情不自禁地痛哭流泪。

其实，我的人偶心游不过是运用了心理学的"投射"原理，帮助一颗心到达潜意识的彼岸，人偶心游开启了人们的潜意识的大门。

人偶心游其实很简单，也很好玩儿，每个人都可以尝试和体验。

体验之前，有两点需要说明：第一，不要拒绝泪水；第二，不要忽视你的潜意识，它创造了你的世界与生活。

关于第一点，很多成年人或许会认为哭是小孩子的做法，是一种失态，甚至是丢脸的行为。其实，哭与笑是人的本能，就像呼吸一样自然。你接受了自己需要笑，也请接受自己需要哭，就像日出日落、潮涨潮退、四季流转、雨雪交替般自然。请告诉自己，可以流泪。

关于第二点，我先给大家讲个故事吧。

一个叫小凤的女孩在银行工作，她是一个非常惹人喜爱的女孩子，客户都很喜欢她，可她的生活并不如意。尽管她对每一个客户都非常用心，对每一单业务也非常认真，但签单的时候，不是单子被别人拿走了，就是客户跑单了，做月度统计时业务不知不觉少了七成，小凤非常沮丧。

在咨询过程中逐渐发现，每当即将签单的时候，小凤的脑子里就会有很多疑问：客户是真的要吗？这一单真的会落到我的头上吗？我有那么幸运吗？

第四章 人偶心游的"术"

这样的怀疑不仅扰乱了小凤的日常工作,也扰乱了她的爱情。

别人给小凤介绍一个非常优秀的男孩子时,小凤就会想:这个男孩子条件那么好,为什么会看中我呢?我会那么幸运吗?还是他有什么隐情?这些疑虑让她患得患失,而那个男孩子也变得若即若离。

我用人偶心游带她寻找这个想法最初的来源。我请小凤用人偶代表她的困惑,她选择了幼儿期的一个小女孩和一个小男孩,代表她内心的困惑,她开始讲述自己的故事。

原来,她出生在一个小县城,在她一岁半的时候,弟弟出生了,爸爸妈妈把更多的爱与关注放在弟弟身上,忽略了年幼的小凤。有一次家里炖鸡,妈妈给弟弟留了两个鸡腿,只把鸡翅膀和一点鸡胸肉留给了小凤,这件事小凤始终耿耿于怀。

家乡重男轻女,作为一个女孩,小凤常常被忽略,内心充满了自己不值得拥有好东西、不值得被爱的想法,非常委屈。

所以,当有好事降临在小凤的头上时,她总忍不住怀疑"好运气怎么可能降临在我头上",于是举棋不定、踌躇不前,最终一次又一次错过。

经过辅导,小凤开始慢慢觉醒,其实父母并没有小凤认为的那样忽略她,而是20多年来,那个拿着鸡翅膀的委屈的小女孩儿一直未曾长大,一直有意无意地把来自父母的忽略变成对自己的质疑、苛责。她不相信自己值得被爱、有资格得到爱,所以无论自己多想要,行为都与意愿背道而驰。

在心理辅导中,常常可以发现,人们对好运气能否降临到自己头上的那份"自我预期",几乎可以等同于童年时候是否能得到父母宠爱的"自我预期"。因此,你的潜意识相信什么,你的生活与你的世界里就会相应地呈现出什么,这也是一种"心想事成"。

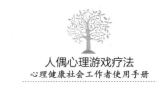

潜意识的厉害之处就在于它在某种程度上创造了现实——就像是心灵在玩一个游戏。

当然，如果你能够了解心灵游戏的逻辑——"潜意识创造你的现实生活"，或者更进一步，你学会运用这个游戏的逻辑——"潜意识能心想事成"，那么，你是不是就能扭转自己的命运，创造一个自己想要的现实世界？

这在心理学中被称为"自我期待效应"。

在辅导中，我只请小凤做了一件很简单的事：让小凤与她自己选择的人偶进行"心灵对话"，让她重新调整了"自我预期"——她的生活开始出现反转，她做到了真正的"心想事成"。

接下来的第一个月，小凤的接单成功率已经上升到83%，领导对她刮目相看；第二个月她顺利担任空缺已久的支行前台经理；更为可喜的是，第三个月小凤的自信心逐渐恢复，男友向她求婚。这些接踵而来的好运，让她更加确定，她在和自己内心玩游戏，只不过她不再是被动的参与者，而是成了真正的"游戏操盘手"。

其实，你内心回荡的声音，就是你与自己的关系，是你的心灵游戏，也是你的命运。用潜意识看清心灵游戏的逻辑，这就是读心术。你可以通过人偶心游读懂自己，成为自我读心术的高手，也成为自己命运的操盘手。

希望你了解它、掌握它、运用它。

记住，读心术——不是为了掌控他人，而是为了改变自己。

二、心灵镜子：投射性分析技术

1. 投射与"镜像人生"

中国有一个成语叫"相由心生"，其实是指一个人外在的相貌与他的内心是互相映衬的。"相"是指世间万物的表现形式，而人的"相"则可以反映内心状态、思维模式。一个人所看到的外在的人、事、物和所产生的想法，都是由他的内心决定的，也就是说，其实人只是活在一个由内心世界投射出来的主观世界里，他的面貌也能映射出他的内心。

经由外在相貌，人们也可以一探心灵世界。照见心灵、看见自我，才是内心成长的起点。

尽管有人常说人心太复杂了，也有人会说："那个人城府太深了，她是一个心机很重的人！"这些危言耸听的字眼，让人听着头皮发麻、后背发冷，其实这些只不过是人对"心灵"这个概念不理解造成的，人对于不确定、不明白的事物，因为知之甚少，头脑中有空白，不能确定安全与否，所以内心就会常常发出警报，进而无法安心，产生恐惧、焦虑；一旦人、事、物慢慢明了，内心就会渐渐地放松下来。其实这就是人性。人性就是趋利避害，这是本能。

因此，生活阅历就是在经历世事之后对人性的了悟、对自我的接纳，以及对他人的理解。张爱玲说，因为懂得，所以慈悲，也在此。

我们要如何了解自我、读懂他人呢？其实生活中的例子已经提示我们该如何做了：想看到自己当然是要照镜子，镜子不但会让你看到自我，甚至有的时候会让你看到更多。照镜子在心理学上称为"投射"。你怎么才知道自己是在照镜子呢，下面举例说明。

你还记得那个偷斧子的故事吗？那个丢斧子的人对身边所有的人都充满了猜疑，隔壁邻居成了最大的犯罪嫌疑人，他主观认定邻居是"偷斧子的人"，随后他看到的都是证据，所有解释都成为借口，邻居也百口莫辩。当然，在他找回自己的斧子时，邻居又成了那个他心目中的好人。所以，不同心境、不同心态对同一件事物的看法是不同的。当你心情愉悦时世界就是明亮的，当你失意、悲伤时世界就是灰暗的，这就是投射。

因此，人们并非活在一个真实的世界里，而是活在一个内心投射出来的主观世界中，我将它称为"镜像人生"。

生活中，这样"照镜子"的故事很多很多，明星的"人设"也不过是投射现象的延伸应用而已。那些追逐偶像的粉丝，对偶像投射了自己的喜爱。偶像的一言一行都成了粉丝证明自己观点的证据。

比如，有一个明星发了一张自己看书的图片，喜爱他的粉丝可以解读成："哦！他好用功啊，原来每一个成功的背后都有不懈的努力。"厌恶他的人也可以解读为："哼！他好做作，又在摆拍，赚噱头罢了。"可见，这样的投射不仅能成就许多明星，也能毁掉很多明星，其实这些都是投射游戏罢了。

2. 婚姻和职场中的投射

在婚姻中，女孩经常把男朋友、丈夫投射成兄长、父亲，甚至是英勇无畏的神、无所不能的上帝。每当她这样以为的时候，她就觉得丈夫应该无所不能，丈夫应该给自己提供保障。一旦丈夫达不到这样的标准，她就会失望、失落，甚至怀疑自己嫁错了人，怀疑自己的男人变了。

在婚姻中，男人找女友或者是娶媳妇，也是他把对女性的需求、渴望投射到女友或者妻子身上，可是当结婚之后，他会发现自己的妻子并不成熟，也不美好，她经常会婆婆妈妈、唠里唠叨、麻烦又偏执、难缠又计较；那份失落会渐渐地漫上心头，他也会渐渐怀疑自己的选择。

所以，在婚姻和交友中，男人和女人最常玩的游戏就是投射，投射无处不在。

有一位陈女士，结婚十年了，先生一直很宠她，给她各种无微不至的照顾，即使有了孩子，这位先生也把妻子摆在第一位。陈女士就享受着这种爱意，她也一直撒娇，称先生为"爸爸"，以为生活将会一直如此，他们二人将会相伴到老。

直到有一天，她发现先生有了外遇，听到这个消息的时候她痛苦不已。陈女士不明白，先生口口声声说爱她，为何外遇已经有三年之久了。当她逼问先生的时候，那个男人吞吞吐吐地说："养一个长不大的女孩儿好累啊！"所以他在婚外给自己找了一个能照顾自己的女人。陈女士听到这句话时，忽然明白了什么，她脱口而出："我再也不叫你爸爸了。"

所以，要深究一段关系的话，你一定可以看到，在任何一段关系里，没有只是一个人犯错，那往往是两个人的问题。但当你能够向内看、向内求，当你能带着觉知去经营一段关系时，你才能真正看清楚自己的需要、渴望，也才能逃出自己"投射的困局"。

其实每一个家庭里，每一天都在上演投射的戏码，婚姻的争吵中满是投射的影子。那些脱口而出的愤愤话语，充满了投射的需求。比如，"你怎么就不能像人家老公一样呢？你怎么就不能理解我、体谅我呢？"再比如，"这都是你的错，我的人生都交给你了，你该为我负责。我嫁给你，你就要对我好"。这些话说得理直气壮，听得人脊背发冷，其实当她这样说的时候，已经在投射了。

在职场中，投射也屡见不鲜，很多员工会把上级投射成权威人士或父母，比如"他没有交代清楚啊！领导就应该体恤下属，为我们着想，他要为我们负责任的。领导就应该……"仔细分析，这些人是把上级投射成了自己的父亲。

当然，在形成完整、成熟且独立人格之前，这样的投射可以让人们跟随权威者，模仿他们做事，学习他们的优点。所以，并非投射就是不好，而是要区别对待，对妨碍自己的投射要收回，对对自己成长有帮助的投射但用无妨。

3. 投射概念的应用

有这样一个故事，读大二的芸飞是一个乐观的女孩，从进入自己喜爱的重点大学之后，她就希望能够活出不一样的自己。所以，大一她就参加了学生会，并担任了外联部部长，同时还参加了文学社、心理协会等社团。在她忙碌的时候，所有的工作和学习都是那么有意义、有价值，何况文学社里还有她的男友。但是有一天忽然一切都反转了，男友提出分手，让她匪夷所思的理由是，她太优秀了，他配不上她。这真的让她感到莫名其妙，又很伤感。同时，她感觉学生会主席好像对她的工作也不满意，在故意刁难她；文学社的同学们也好像很排斥她。

她这辈子第一次遇上"滑铁卢事件"，她打电话把事情告诉了妈妈，但妈妈知道后却盘问她、教导她，这让她很无语。当她因抓狂迷茫来咨询时，问道："优秀到底是不是自己的错？"

我问了她以下几个问题：

"假设你是一个男孩，你会喜欢一个平庸的女孩，还是喜欢一个优秀的女孩？"

"一个男孩说配不上优秀的女孩时，是那个女孩的错，还是男孩自己的观念问题，或者是借口？"

"你现在做的事是为了别人说你好，还是你希望在每一次经历中吃一堑、长一智，增加自己的人生经验和阅历？"

"你希望未来的生活，是活在别人的标准里还是为自己而活，努力做一番尝试？"

芸飞沉思了一会儿，对我说她有了自己的决定，同时也有了信心。

那天正是上午十点阳光明媚的时候，我引导她站在阳光下，并让她看到自己投射在地上的长长的影子，然后我让她慢慢地转身，慢慢地抬头，慢慢地迎向明媚的阳光。

在她转身时,我对芸飞说:"恭喜你,你能看到自己的影子,恰恰是因为你在光里。"随后我从她熠熠发光的眸子里,看到了她收回了自己外求的投射的目光,她要为自己的人生而努力。

你也可以像芸飞一样在阳光里做这样的练习,低头看着自己的影子,但也别忘了回头迎向阳光。

当一个人内心有空洞时,他在外面就只能看到空虚;当一个人内心有伤痛时,他会觉得别人的快乐都是虚假的。只有当一个人心生欢喜的时候,他才能看到世界上其实有很多美好的事物。

孟子说:"行有不得,反求诸己。"就是说你所做的事情不成功,请先向内看、向内求,自我反省。而这样做的第一要点,就是收回投射。

所以,一个心智成熟、内心独立的人,一定是收回投射的人,反求诸己的人。他既能看到镜子里的自己,同时也能认识镜子外真实的自己;他能够听取他人的意见,同时也不放弃自己的想法。

4. 投射性分析技术

我们了解了"投射"的概念,也知道了生活中各种投射的形式,那么我们要怎样收回投射呢?在人偶心游中,可以通过把内心想法直接投射到人偶心游工具上来了解、分析并收回投射,从而找回自我。

当然,你需要一套人偶心游工具,然后在人偶心游师引导下做下面的事。

请你找一个安静的地方,找一段不被打扰的时间,坐下来。你可以盘腿而坐,只要你觉得舒服。

如果你愿意,也可以轻轻地闭上眼睛,静静地等待一会儿,请缓慢地呼吸,让你自己慢慢地静下来。然后伸出你的左手,我们常常称左手为潜意识的手、感性之手,因为左手离我们的心更近。

请把你的左手放在你的前胸，和你内心最柔软的部分连接，你会发现，内心最柔软的那个部分，慢慢升腾起一股温暖的力量。

这时，心中会展现出一些记忆中的画面，这其实就是心灵投射给你的影像，无论怎样，请接受它。

如果你感知到了最柔软的部分，那请慢慢地睁开你的眼睛，这时如果你手边正好有一套人偶，请扫一眼，你会发现其中有一个人偶最打动你。这个时候，请伸出你的左手——潜意识之手，拿起它（人偶），然后注视它，你会发现你的内心会投射在人偶上面。可能会是一些你过往的经历，也可能是一些温暖或是冰冷的感受。

这时，很多人会泪眼模糊，当然也有人会不悲不喜，也有人会笑出声来，而这些都是心灵的投射，请注意你的心，不要评判，也不要解释，更不要否定这些回应。请你只是静静地看着这些心灵投射的影像，你会慢慢发现，它们在悄悄发生变化，就像天空的云彩在不断变换着形状、颜色，有的也会慢慢消失。

而在这个过程中，你只需保持平静、微笑，轻轻地回应自己："哦，我看到你了，谢谢你。""这是我的投射，我看到了。""谢谢你，亲爱的，我看到你了，我的投射。"

你只需要笑对自我，这个练习会帮你收回投射，也会帮你看清自己。

请记住这句话：亲爱的，心门之外未有他人，只有你自己。

请记住：认识你的心，不仅能改变内心世界，也能改变你的外在世界，甚至能改变你的容貌，改变你的生命状态。

5. 投射性分析技术：选择人偶背后的心理解析

在人偶心游中最常用到的是"投射性分析技术"。这门技术是通过来访者所选的人偶看到来访者内心世界，甚至是子人格部分，或者是家

第四章 人偶心游的"术"

庭成员之间的关系问题。来访者常常不自觉地将潜意识中的想法和期待投射到人偶上，以及多个人偶呈现的空间位置关系中。人偶心游师透过来访者对自己经历的描述，聆听来访者内在的真实的动机、态度、感受等，并和来访者共同探讨内心层面的内容，在这个过程中人偶仿佛一面镜子，它呈现了来访者人格特性以及潜意识世界。

人偶以不同的样貌分别代表不同时期和阶段的男性和女性，如人偶大小代表不同年龄段，衣服花色代表人格的发展阶段。来访者通过对人偶的选择，呈现个人的心理年龄以及人格认同。用人偶呈现家庭关系时，通过观察摆放人偶的位置，可分析家庭成员的关系，以及家庭成员间认同的问题。通过来访者对人偶的反应，我们可了解其对人偶所代表角色的接受程度，从而进行有效的心理辅导。

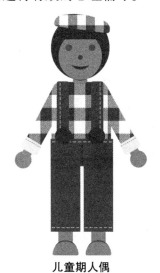

儿童期人偶

上图所展示的人偶是儿童期的男孩，它胸前的两个红球代表双倍的生命活力，格子上衣代表这个年龄段需要立规矩了，要开始养成好的习惯，小帽子代表需要有压力才能成长。所以，每个人偶的服饰、头发颜色等都是有意义的，每个人拿到人偶也有自己的解读。

在家庭关系辅导过程中，通过让来访者选择代表自己和家人的人偶，可以分析他潜意识的世界。例如，一位女性选择了具有明显男性特征的青春期人偶，这代表她生命具有阳性力量。她说父母有重男轻女的思想，因此她虽然不认同父母的思想，但潜意识中又朝父母期待的方向发展，并由此产生困扰。

三、支持性技术

（1）支持性语言：在辅导过程中，来访者经常情绪崩溃，这时咨询师可以用支持性技术引导来访者。可以用下面这些话语温柔地引导来访者：

嗯嗯，对啊……是的，就是这样，你可以哭出声来……请深呼吸，张开嘴巴呼吸，吐气，对，是的，就是这样……

（2）支持性动作：当来访者流泪时，尤其是第一次当着咨询师的面流泪时，常常下意识擦去泪水，并会用纸巾等猛压眼角，试图阻止泪水流出，而令泪水流入鼻泪管中，引发鼻炎，因此要提醒来访者擤鼻涕，并要求来访者允许自己流泪，可以这样说："对啊，你可以流泪的，你也可以哭出来，这是被允许的……"如果有需要，在征得来访者同意的情况下可以做以下支持：轻轻扶住来访者的肩头或握住来访者的手，给予他支持……

（3）支持性暗示："想象一束光照进来（内心）……你可以感受到温暖……感受到爱……"

爱是能量，能量即是光，给人以温暖的感受，所以用"光、爱、温暖"等词语引导来访者，可以帮助处于创伤中的来访者走出来，也可激发其内在的力量。

四、心灵对话技术

我想先和大家学习一个中国汉字，就是回应的"应"字，其实繁体的"應"字里面有"心"字底。我相信古人是希望通过这个"心"告诉我们，只有用心的回应、走心的话才是真正的"应"，否则就成了"应付、应酬"了。

在人偶心游的实践与探索中发现，来访者在拿起人偶时，已经运用视觉、听觉、触觉将潜意识想法和感觉投射在人偶上。来访者把人偶拿在手里可以直接触发大脑皮层相关的记忆，内心的人际关系也投射在不同的人偶上。来访者通过摆放选择的几个代表不同现实角色的人偶，呈现出他内心人际关系的实际情况。通过这样生动直观的自我觉察，咨询师可以引导来访者说出潜意识中过往经历和生命故事，找到记忆深处的"创伤胶囊"，在有觉知的游戏中直接与内心开展"心灵对话"。来访者会在不知不觉中，渐渐说出深藏于内心的纠结和伤痛，从而引发自愈力，让来访者自己治愈自己。

"心灵对话"就是人偶心游过程中自动产生的或是通过有意引导产生的"潜意识意识化"，也是内心的自然转变。

1. 心灵对话技术

真正的回应就是用心聆听、感知需求、表达渴望，这就是心灵对话技术的核心。这项技术是心理辅导中的一种高级应用技巧，是一种非常重要的能力，更是一种自我成长的力量，人不但需要别人对自己的回应，如肯定、欣赏、赞美、建议、认可，以建立自信心，还需要自我回应。

有一个非常喜欢瑜伽的女孩每次上瑜伽课的时候心里总是充满了巨大的挫败感，她很热爱瑜伽，甚至办了健身卡、报了课，可是从来没有完整地上下来过一堂课。

当她开始学习心灵对话技术的时候，才发现原因所在。其实，在以前每堂课中，她都没有把注意力放在自己身上，不是看教练，就是看别人的动作，生怕自己的动作难看，别人说闲话，同时看到别人做高难度的动作时，她就会心生惭愧并感到急躁。所以，自己做起来不是晃来晃去，就是摔倒在地。每当这个时候，她又觉得丢人。

当她开始学习自我回应的时候，再上瑜伽课时她开始把目光收回来放到自己身上，感知每一块肌肉的伸展，静静体会呼吸的节奏，她不再专注于批评自己，而是接纳当下的感受。当她的视角完全回到自己身体的时候，不再关注教练、他人的时候，她忽然体会到了瑜伽的美妙。那份喜悦、宁静的感受在心里慢慢升腾起来，渐渐地她开始发现自己的动作也可以持久、稳定了。那些优美的高难度动作也可以在不知不觉中做出来，心中的喜悦不可言表。一年的瑜伽课就这样愉快地坚持下来了。

学会关照自我、回应自我，这其实是一件非常重要的事。当你拥有了自我回应的能力，你才不会在自己低迷无助时迷失方向，在孤独绝望时不能自拔，在犯错的时候自责不已；所以，用心回应自我，用爱回应自我，可以让你在成长的路上自我慰藉，在你独自前行的时候，为自己喝彩加油，你才是自己忠实的观众。只有这样，你才能作为一个独立自主的人，活得健康饱满。

自我教育其实是教育中最重要的一环。当你自我叩问、自我反省、自我回应、自我对话时，你就能慢慢地聆听到自己内心的声音，慢慢地做回自己，回到自己生命中来，活出自己的生命状态。当你回应心灵的时候，你也成了自己生命的主人。

我之所以这么苦口婆心地说："你要成为自己生命的主人"，是因为有一个不争的事实：在这个世界上没有谁，哪怕是最爱你的父母、伴侣、亲朋好友，能替你过一天，甚至是一秒钟你的人生、你的生活。所以你自己的生命需要你负起全部的责任，无论你是否愿意、是否准备好。有句话叫"求人不如求己"，这也是我想和大家探讨学习心灵对话的意义所在。

我认为，一个人嘴巴里每天说的就是他的生活，而他每天重复做的都会影响他的未来和命运。一个人的命运会受心灵对话的影响。因此，我们要好好地回应自己。当你学会自我回应的时候，你就不必依赖外界对你的肯定、对你的嘉许，你可以自我肯定、自我嘉许；你也不必渴望他人能够接纳和信任你，你要接纳自己、信任自己，这就相当于你随身配备了一个自动发电机、一个自助加油器，可以随时随地充电、加油。

2. 自我回应模式

在生命中还有一些无效的，甚至有害的自我回应模式，你需要特别警惕，更要加以甄别。其中，最有害的是自责、羞愧、自我否定，这些不喜欢、不接纳、不爱自己的回应模式，会使你内在的能量非常低、状态非常糟糕，会使杂乱的思绪牵扯内心，不是让你看别人的脸色、讨好别人，就是让你关注他人的看法，而忽视自己的想法。人一旦进入这样的状态，很快就会陷入迷茫之中。

这种有害的回应有可能是我们成长过程中原生家庭里父母在不经意间种下的种子，有可能是父母希望孩子知耻而后勇，但是他们的严苛并不能激励孩子前行，却成了刺伤孩子内心的一把利剑，在孩子长大成人之后，这些话语内化成为自我回应的有害模式。

有个年轻人说他爸爸经常跟他说的一句话就是："就你那德行，还想成功，做梦吧！"所以这个大男孩在 30 多年中，内心总是回荡着这个声音，这成了他事事无成的魔咒。

还有一个女士，30 多岁了依然不能进入婚姻，不能建立亲密关系，

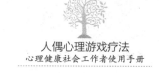

她特别怨恨父母,不愿意回家。探究原因时发现,在她14岁的一天,她穿了一条很短的裙子,化了妆,准备和同学们一块出去玩儿,结果父母不同意,然后他们争执起来,气急之下父母骂了她,而且用了很刻薄、很极端的词,如"骚货、不要脸"等,这些字眼让她在十几年后提起来时依然泪流满面。她哭着问:"为什么父母可以那样刻薄地对女儿说这些话?"这些刻薄的话让她无力进入亲密关系,她满身是刺儿。所以,长大以后,连回家都成为负担和压力。

可见,自责、羞愧,这些无效甚至有害的自我回应,能拉低一个人的能量状态,一定要警惕这样的模式。但如果你的内心经常回荡这样的声音,你可以对自己这样说,"这不是我的错,这只是我的功课"。我让那位女士每次回家面对父母的时候,都在心里不断默念这句话,"这不是我的错,这只是我的功课"。慢慢地,她跳出了那个魔咒,她能够积极正向地回应自己了。

人生中最重要的功课其实就是要学会好好地回应自己,你不要指望父母,也不要指望他人。一个真正成熟的人的内心是能够爱自己、回应自己的,请善用"心灵对话技术"。

同时,你也要知道,那些经常批评、否定、羞辱他人的人,其实他们也是在变相地自我攻击,他们的能量很低,状态也并不好。对此,你也要有觉知,比如你可以试试对自己说"他怎么能那么无知""他好蠢",或者你只是说"他有不同的看法"。这些话哪一句话能让你内心平和、更有力量呢?显然是最后一句,所以对他人的批评、指责其实就是对自我的攻击。

因此,人们常说善待他人也就是善待自己。当然,你在善待他人之前一定要善待自己。如果你已经为人父母,请一定对小孩子"口下留情",因为孩子稚嫩的心灵需要温暖的回应才能健康地成长。

3. 心灵对话之回应自我

下面我要教大家一个心灵对话的小技巧——回应自我。在每一次需要为自己加油的时候，你都可以这样做。当然，如果你手边有一套人偶，你可以选一个人偶来做，往往你选的人偶也是你当下需要回应的自我。如果没有人偶，请你准备一面镜子，大小均可，你可以拿在手里跟着我的引导来做。

首先你要找一个安静的不被打扰的环境，大约需要几分钟，当然你也可以用更长的时间把这个练习做得更深入一些。

请你做两三次深呼吸，让自己慢慢地静下心来，当你完全放松下来时，请你拿出镜子，看着镜子中的自己，看着自己的眼睛，静静地看一会儿。

这时有人可能会看到脸上的痘痘、斑点、皱纹等，请先别急着挑剔自己，请你对自己说：

"嘿！你好，我看到你了，你是真实的、完整的我自己呀！我知道我从小到大，有很多犯傻的时候，也做过很多荒唐的事情，甚至有很多小私心，又骄傲又固执，又敏感又自卑。我知道这些不完美不是我的错，这只是功课。在未来的每一天，我会一点一点做我的功课，这是生命的一部分。即使我还有很多的缺点，我依然深深地、完全地接纳我自己、爱我自己。即使我现在还不能接纳全部，我也深深地、完全地接纳现在的我自己、爱我自己；同时我也知道，自己有很多美好的特质，我知道只有这两个部分合在一起，才是真实的我，我才会拥有完整的力量。所以，谢谢你，谢谢所有的美好。谢谢你，谢谢所有的缺点。谢谢我已经接纳的部分，也谢谢我还不能接纳的部分。这两个部分，组成了完整的我。同时，谢谢你，让我看到了完整的自己，我爱你，我也祝福自己。"

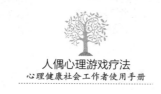

上面这段话,你可以反复地对自己说,说完之后做深呼吸,把这份感受留在心里,如果你需要,可以随时做这个练习,这就是自我回应术,愿你常常使用它,愿你做回那个越来越自信、喜悦、饱满的自己。祝福你。

4. 心灵对话之回应他人

接下来介绍一下回应术之回应他人。记得我儿子小的时候,他每次放学回来一推门就会喊,"妈!妈!妈妈"。如果没有回应他,他就会一直喊、一直喊,不停地喊,直到我回应了他,"哎!妈妈在这儿",他才安心,回到自己的房间里去做自己的事情,所以回应会让人安心。

回应不但让孩子安心,也可以让父母安心,让家人、朋友安心。所以要知道,语言是有力量的,回应能够给彼此一份安全感,你说出去的话有人接得住,你会觉得特别的踏实。所以在孩子小的时候,我们会经常玩一个喊名字再回应的游戏,我不断地喊孩子的名字,孩子也不断地回应我。然后我们在此起彼伏的回应声中,看着对方"咯咯"地笑起来。这其实是建立安全感的一个很好玩的游戏。

下面看另一个故事,主人公也是一对母子。儿子七八岁,当妈妈带儿子来见我的时候,她正在为儿子的"多动症"发愁,孩子有一个行为就是不停地瞪眼睛、做鬼脸,已经差不多一年了,为此,妈妈带他看了很多医生,也吃了很多药,做了很多练习,好像都没有什么效果。尽管一年多来,妈妈从抓狂、崩溃,慢慢变得无奈而不得不接受,但是每当儿子出现瞪眼睛的行为时,她依然抑制不住地呵斥他。尽管她不会当着很多人的面训斥儿子了,可是每一个眼神都能够让周围的人感受到那份杀伤力。

但这样之后,儿子瞪眼睛的动作就更多。在静静地聆听这位母亲的讲述之后,我突然明白了孩子的感受。

第四章 人偶心游的"术"

我问那个男孩:"宝贝,其实你瞪眼睛是因为你眼中有很多泪水,你不想让眼泪流下来,而是想把泪水逼回去,是吗?"

当我这样回应这个男孩时,他的眼睛忽然涌出大滴大滴的泪水,就像夏天的大雨点那样毫无征兆地滴下来,他妈妈看得目瞪口呆,而他咬着嘴唇点点头,同时瞥了一眼妈妈。然后,我细致地分析给妈妈听,同时也做了相应的处理,也陪孩子痛快地流泪。这次辅导后,孩子瞪眼睛的动作就明显减少了。有很多的身体"症状"不过是在诉说内心的一份需求,这份需求需要被看到、被理解、被接纳,需要表达出来,而做父母的只要接住了、回应了,那些奇怪的小动作也就会消失掉。假如这个妈妈在孩子刚刚开始做这些动作的时候,就能够真正读懂孩子的内心,有效地回应孩子的感受和他内在的需求,那么他和孩子也许就不用这样了。

假如人都能够有效地回应父母、伴侣、孩子、朋友,那生活岂不是会轻松愉快很多呢?这其实只是一个非常理想化的设想,人常常会落入回应的误区,比如我身边就有很多人不会回应,还有很多恋人,常常说话就是比谁说的话更狠、更能刺激对方,这些回应令人痛苦。说狠话有的时候不过是为了证明自己是对的,但这样却会伤了另一颗心。最后,你也并没有真的让自己痛快,而只是让坏情绪蔓延,谁对谁错已没有多大的意义,因为无论你多对,这样糟糕的回应都已伤了对方的心,伤害彼此的感情,也破坏了见面时温暖的氛围。

所以,你要小心身边这样的人,不要轻易被伤害,你也要警惕,自己不要做这样的人,以免伤害了亲人和朋友。当然,如果你说话就是为了打击对方、破坏关系,你就尽可能地"毒舌"就行了。但如果你是为了顺畅关系,让彼此舒服、让彼此听懂对方,那就要学会有效回应他人的方法。

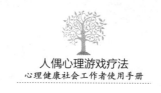

所以在说话之前,你最好先确定自己内心究竟想要怎样,想要怎样的结果,要做到心中有数才行。有效回应他人,一是不要"毒舌";二是减少沟通的成本。学习回应术,学会好好说话,好好回应他人。

其实,我总结的回应术有十八种之多,我把它称为"降龙十八掌",这些回应术能够让话语更有力量,更有温度。真正的沟通是能够在彼此沟通中感受到力量,感受到温暖的。这样的回应不仅父母和孩子之间需要,在与伴侣和朋友的相处中以及在工作中同样需要。当你把这种能力内化成一种习惯之后,会发现这就是个人的教养。

在此,我先介绍一种回应术的练习方法,我称它为"山谷回应术",山谷回应术就是向大自然学习。我们都爬过山,当走到群山中的时候,你冲着周围的山大声呼喊:"哎!我来了!我来了!"你猜,大山会怎么回应你呢?当然,如果你有这样的经历,你会知道,大山的回应就是"哎!我来了!我来了!"大山不会改变你说的话,它不会把"我来了"改成"你来了",所以你说什么它就回应你什么。山谷回应术是我经常教给家长和孩子一起做的一个很好玩的小练习,很多家庭因为这个小练习而非常欢乐。比如,孩子一放学经常会说一句话:"累死了!累死了!"很多妈妈听到后就会说:"你小孩子家有什么好累的。"其实,这样的回应否定了孩子的感受,也并没有真正听到对方内心的需求。所以我告诉妈妈,只要用孩子他们自己的话、他们自己的语气回应他们说"累死了!累死了",同时再端上你做的香喷喷、热腾腾的饭菜,那么孩子马上就会开心、欢喜起来。所以,山谷回应术是很好的聆听自己、聆听对方的一个简单的方法。

但是山谷回应术有三个关键点:一是先聆听;二是复述对方的话语;三是先回应心情。

第一,你要静下心来才能聆听到,要知道在很喧嚣的时候是没有回音的，所以只有我们静下来，先静静地听，才能真正听到对方的话。

第二，当你听到对方的话的时候，就把对方的话原原本本地说出来。

第三，用他自己的情绪回应。当你兴奋地对着山谷大喊"我来了"，山谷回应也是兴奋的。而回应情绪也能够让对方感知到那是他自己的心情。

你可以和家人、朋友做这个练习，你一定会有不同寻常的体会和感受，希望你常常用它。

这里我想说的是，所有的回应都是有技巧的，我们都可以学习。但是使用任何技巧都需要有一个良好的态度。我特别想强调的是，我们每一句话都应该用真诚的态度说出来。

有时候，行为甚至比语言更有力量。比如，一个欣赏的眼神、一个微笑、一根竖起的大拇指，这都是对对方最好的回应。

希望我们都能善用心灵对话，学会好好说话，积极地回应身边人。

5. 重男轻女家庭的心灵对话

（1）女儿视角

爸爸妈妈，我是你们的女儿，我知道你们更喜欢男孩，更喜欢哥哥/弟弟，但我也是你们的孩子，我心里感觉很委屈、很难受。

爸爸妈妈，我很爱你们，也很爱哥哥/弟弟，但我也希望自己能被重视、被关注、被接受，这一点对我很重要。我希望得到你们的爱。

（2）父母视角

亲爱的女儿，你是我们的女儿，你的哥哥/弟弟是我们的儿子，你们都是我们的孩子，你们每个人对爸爸妈妈都很重要，你们每个人都是独一无二的孩子。

有时，我们对待你和你哥哥/弟弟的方式不一样，如果让你伤心了，请你明白那不是我们的本意,每个父母都爱自己的孩子,我们也一样。

(3) 与重男轻女思想观念对话

可以选一个人偶代表"重男轻女思想观念",并对人偶说下面的话:

我知道你存在很久了,也存在在很多地方,并在一段历史时期内有存在的价值和意义;因此,谢谢你对人类社会发展起到的积极作用,我尊重你的存在。但时代更迭,这个观念已经过时了。作为女人,我有存在的价值和意义,这是人类社会进步的必然;作为女人,我应该得到尊重和认可。我生活在新的历史时代中,新观念正在逐步取代旧观念,因此我准备和你告别。

运用人偶心游心灵对话技术时,"心灵对话"需要表达的内容如下:

表达自我。例如:我看到,我感受到,我以为,我想要,我需要……

表达情感。例如:我很难过,我很伤心,我很害怕,我很内疚,我很羞愧,我很生气,我很委屈……

表达愧疚。例如:对不起,请原谅……

表达感谢。例如:谢谢你……

表达爱。例如:我爱你,同时我也需要你的爱……

我知道你爱我,我也爱你……

五、心灵游戏:原生家庭与核心家庭

1. 原生家庭的心灵游戏

原生家庭这个词想来大家都不陌生,尽管它原来只是心理学领域的一个概念,但是这些年随着心理学的普及,很多人已经开始对原生家庭有了切实的认知。它让人们开始思考,在一个人成长的过程中,家庭究竟有多重要?

第四章 人偶心游的"术"

其实,细究起来原生家庭是指你长大的那个地方,包括养育你的爸爸妈妈,甚至是爷爷奶奶和姥姥姥爷,或者还会有你的兄弟姊妹,你成长的环境就是你的原生家庭。当然也有一些人是跟着养父和养母长大的,这也构成了你现实意义上的原生家庭。

人们常常会发现,一个人在长大之后,他的情绪、性格,甚至他的婚姻、与人相处的方式都与原生家庭有关。这个说法在中国的文化中也是被认同的,比如人们会说"虎父无犬子""老鼠儿子会打洞",所以从传统意义上来看,原生家庭对我们每个人的影响都是深远的。

有这样一种说法,你生活在怎样的家庭里,你就会创造出怎样的家庭。一个人在成人之后,他的童年、家庭对他的影响是刻入骨髓、深入潜意识的,几乎每个人的行为方式都会带着来自原生家庭的种种烙印,这些烙印有可能是先天的,也有可能是后天的。先天是指遗传基因,你会发现有些人除了性格外,连患的疾病也和父母一模一样;后天是指生活的环境,有些人在成年之后发现,自己活成了父母的翻版,婚姻如此,生活如此,我把这种现象称为原生家庭中的复制游戏。

对原生家庭游戏的探知、觉察是有意义和价值的。因为在心理学中,一个人的童年对他的一生都是影响深远的。在我们的生活中也有"三岁看大、七岁看老"的说法,其实它也让我们从另一个侧面看到了原生家庭对我们每个人的影响。

这些影响会渗透到生活的方方面面,它会影响一个人的心理状态、情绪、态度,甚至是一个人的命运。尤其是那些童年不幸福的人,痛苦的回忆被压抑在潜意识中,成为他人格的空洞或者是陷阱,甚至是潜意识中的地雷。每当情绪低落时,那些潜藏的陷阱、地雷就会把他拉入情绪的旋涡中,使他付出惨痛的代价。

所以,在豆瓣网上曾经出现过"父母皆祸害"这样的探讨小组。

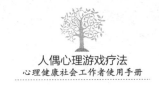

我发现那些童年曾经受过虐待、伤痕累累的人，他们即便已经走出了原生家庭、远离了父母，小时候形成的创伤依然影响着他们当下的生活，甚至是影响他们对下一代孩子的教育。有些人说，某人越来越像他的父母了，像他曾经的父母对待他那样对待自己的下一代，所以他会莫名的焦虑、愧疚、难过。

一个人对原生家庭游戏的这份觉知，会让他慢慢地开始自我成长和疗愈，童年的阴影也会慢慢地淡出他的生活，他也就不会再重复之前的心理模式；但这种不能觉知的强迫性的重复，并不能让人们挣脱开那些童年的枷锁。

所以，对原生家庭游戏的觉知，可能就是自我疗愈、自我成长的最重要的基础；它让我们可以绕开潜意识中的心灵空洞或者创伤，不必再进行那些无意义的重复。

下面我分享几个原生家庭中经常玩的游戏，有的是父母之间的游戏，有的是父母和孩子之间的游戏，无论怎样，当我们用游戏的视角反观那些过往的时候，我相信，生命的疗愈会慢慢开始，会有一束光照亮童年中的阴影。那是我们不再重复过往痛苦模式的开端，那也是掌握自己命运的契机。

第一个游戏是关于你原生家庭里的爸爸妈妈的，在你原生家庭里，爸爸妈妈会玩怎样的游戏？

我有一个女学生，她说她的妈妈是一个非常情绪化的人，爸爸的脾气又非常暴躁，所以两个人经常为一点鸡毛蒜皮的事吵得不可开交。妈妈言语刻薄，父亲以拳相向，战争经常升级，每次混战之后，家里便会一片狼藉。

她和妹妹经常在极度惊恐中哭泣而睡，父母对她们的关心仅止于吃饱穿暖，几乎没有什么精神层面上的交流。父母感情不和，于是她特别

第四章 人偶心游的"术"

害怕，害怕爸爸的暴怒，害怕妈妈委屈的哭声，也因此，她不敢相信任何人。父母不爱她，所以她在外面得到一点关心都会感动，这样的状态让她常常快速地进入一段关系，但不能长久地维持下去，甚至不能进入稳定的婚姻状态。

因为她总是害怕，总是在逃避。她害怕一旦结婚，自己的婚姻也如父母的婚姻一样不幸福。所以，原生家庭中父母之间的游戏影响着孩子。当一个小孩子生活在不平静的家庭中，你会发现他会焦虑、不安、恐惧，他的安全感无法建立，当然也谈不上建立稳定的关系。

其实，每一个孩子都会受父母的影响，一个女孩子会从母亲身上学会如何做女人、妻子、母亲，而一个男孩子会从父亲身上学会如何做父亲、丈夫、男人，同时无论是男孩还是女孩，他们总是在异性父母身上找到自己未来伴侣的影子，他们会照着妈妈的样子找妻子，照着爸爸的样子找丈夫。

第二个游戏是关于做饭和吃饭的游戏。我们常常说看一个人的家庭是否和睦、氛围是否好，就看一家人在饭桌上的表现。你可以想一想，在你们家里是爸爸做饭还是妈妈做饭，还是他们俩一同做饭。你再看一看你现在的家庭里，你会发现如果你的原生家庭是母亲做饭，那么基本上在现在的家庭里是妻子在做饭。这就是很多人比着父母的样子找了自己另一半的结果。如果一个人能够愉悦地做一桌饭，和家人们共享，你会发现他的家庭再坏也坏不到哪里去。

当然你也会看到很多家庭里，只要一吃饭就是大人喊、孩子哭，闹成一片，一顿饭很难好好地吃下去。尤其是在春节的时候，很多家庭的年夜饭总是不欢而散，所以你可以回望一下在你的原生家庭里大家是怎样吃饭的。这个游戏对我们来说真的太重要了。

我们的幸福感往往会蕴藏在一顿饭中，妈妈的爱往往就在那一碗面条的荷包蛋里，父亲的爱往往就是给你炖好的排骨。所以，原生家庭里的饭桌游戏是我们看到自己生活的一个非常重要的场景，不知你们家的餐桌游戏是怎样的，你可以仔细回想一下。

第三个我想分享的原生家庭的游戏，是关于父母和孩子的。我们总说父母是爱孩子的，但是有的时候父母爱得用心用力，孩子却感到窒息，所以父母和孩子之间经常会玩这样的游戏，比如父母经常会说"这都是为了你好啊！"有些父母还会这样说，"要不是因为你，我早离开这个家，不用受那么多苦了"。这是每当父母认为孩子不听话的时候最常说的，这样说无非是让孩子心生愧疚。当他无力反抗的时候，就只能压抑自己；而一旦他可以反抗的时候，就会生气、抱怨，然后指责父母，让父母感到痛心、难受，所以这是一个操控与被操控的游戏。这样的戏码在家庭中时刻上演。

我只是讲了原生家庭中最常出现的三个游戏，不知道你在此过程中，是否看到了自己家庭的影子。其实讲这些，并不是想控诉父母，也并不是想告诉大家，原生家庭是决定我们命运的唯一因素。在一个人成年之后，当他有觉知的时候，他就可以摆脱原生家庭的负面影响，有选择地继承原生家庭当中那些好的传统，让自己的生活更美好。

这三个游戏，我们也可以用人偶来呈现，通过玩一个效果游戏就可以知道原生家庭发生了什么。我会让学生在人偶中选出代表他们原生家庭爸爸妈妈、爷爷奶奶，甚至是自己和兄弟姊妹的人偶，然后在一个圆桌上分别摆出人偶的姿态、位置，然后我基本就了解了他的家庭中上演了怎样的戏码，发生了怎样的故事。

这些小小的原生家庭游戏，无论你了不了解、知不知道，都存在于我们的生活中。既然如此，那不妨让我们用游戏的视角看待家庭、看待自我，也让我们在游戏中学会坚强和宽容。

2. 核心家庭的心灵游戏

核心家庭就是指一个人长大以后组建的自己的家庭。意味着这个人找到了自己心仪的伴侣，甚至有了自己的小宝宝，开始真正的家庭生活，创建属于自己的家园。

核心家庭可以看成一个成人送给自己的礼物，他把自己挚爱的人邀请进他的空间，在他所建造的那个代表家的房子里，陪伴彼此，一点一点把孩子养大。这样的家庭，无论是对于孩子，还是对于父母都是至关重要的。当你在社会上打拼，当你为工作焦头烂额的时候，你身后还有一个港湾可以驻留，有一盏明灯为你而亮，有香喷喷的饭菜，有爱你的家人，你会发现多么艰难的关卡都可以跨越过去。所以，家是你最后的支撑。

核心家庭就是回归自我、静下心来休养生息的场所，也是我们享受生活、体会幸福的时空。核心家庭给了我们一个港湾，给了我们一个世外桃源，我们可以按照自己的设想把它打造成我们想要的那样。

所以，在这里我想问："你的核心家庭游戏是怎样的？你的游戏时光包含什么呢？"当然你的核心家庭肯定包含着你建造这个家庭所付出的努力，也包含了所有的快乐、幸福、温馨、静谧的时光，而这些都是你为核心家庭创造的心灵游戏，这些游戏会真正滋养到你，真正滋养到你的孩子。所以探讨核心家庭的心灵游戏，不仅对成为父母的人尤为重要，而且对即将结婚的人也非常有参考价值，甚至对于自己的核心家庭生活一塌糊涂的人，也可能会起到作用。

要了解核心家庭的心灵游戏，我们只要看一看，在休息时家人都做些什么。我们经常看到，很多人周六和周日都会瘫在家里，父母在刷手机，孩子在打游戏，大家都是在一种很邋遢又很倦怠的状态里面，其实这样的倦怠并不能让人休整过来。

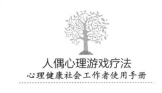

也有一些家庭，因为大人平时忙于工作，没有时间陪孩子和父母，所以他们会在五一、十一这样的小长假把自己的行程安排得满满的，带上孩子、邀上父母，一起出游。然而，在并没有做好规划的旅程中，经常会发生各种突发状况，孩子会因为疲惫而发各种小脾气，老人也会因疲惫而心烦意乱，一家人高高兴兴地出门却身心疲惫地回来，崩溃的情绪甚至在假期结束，依然无法缓过来。这样的核心家庭游戏并不能滋养一个人，反倒让人身心疲惫。真正有意义的核心家庭的心灵游戏是能滋养孩子、父母以及自己的。你善用它，它就能发挥出巨大的作用，让你在疲惫之后满血复活。这样的心灵游戏其实才是我们所需要的，它可以让我们乐在其中，不仅滋养自己，也滋养我们生命中挚爱的亲人。

下面介绍核心家庭中的三种心灵游戏。

第一个游戏是伴侣游戏。对于小家庭来说，如果夫妻关系和谐，能够彼此滋养，互相理解、包容、支持，你会发现天大的事也不会成为问题。但是有的夫妻经常争吵，甚至还当着孩子的面互相贬低对方，孩子就会受到惊吓，感到恐惧和不安。这些烙印会打在他未来的生活、婚姻中。也有一些夫妻因为彼此关系不和谐，所以在对待孩子、对待父母、对待工作上都力不从心。可见，亲密的伴侣关系才是核心家庭的支撑。所以在这里，我要提醒已经有孩子的夫妇，一定不要因为养育孩子而忽视了夫妻之间的感情，因为你们才是家庭的核心。

同时我还想提醒那些年轻的父母，当你们面对孩子的时候，请一定注意你们的亲密行为，因为对那些幼小的孩子而言，父母的亲密行为往往会对他们造成心理冲击，大一些的孩子会效仿，甚至会做出不恰当的早期的性活动。所以对于和谐的家庭来说，亲密的行为有些是可以展现在孩子面前的，有些应该谨慎。

第二个游戏是亲子游戏，每一个有孩子的父母都承担着教育孩子的

第四章 人偶心游的"术"

责任，教育孩子其实更重要的是把生活展现给他们看，所以我把亲子游戏分为客厅游戏和餐厅游戏。

一个有烟火气的家庭里一定有人间的喜乐，一个充满饭菜香味的家里一定有孩子的笑声。无论是男孩还是女孩，如果他以后有一手厨艺，生活就不会枯燥，他自己也不会自甘堕落。所以会做饭的孩子一般不用担心他们会变坏，一个热爱美食的孩子一定会热爱生命、热爱生活。当全家人放下手机，一起做出一桌菜时，你会发现那份幸福感是满溢的，这里面有妈妈的爱、爸爸的喜悦，也有童年中那温暖的幸福时光。这就是幸福的味道，给我们的生活带来了正能量。所以在学会打理你的核心家庭的餐厅时光、设计餐厅游戏后，你会发现生活中充满了乐趣。

除了餐厅游戏，还有客厅游戏。有很多家庭会在客厅里和孩子们一起读书、一起看大片、一起聊天。在这里特别想说一点，诸如"作业写了吗""考试怎么样""钢琴弹了没有"此类的聊天更多的是家长对孩子的质问，这并不等于聊天。有些家长缺乏对孩子心灵的关注、对孩子情绪的聆听、对孩子心灵的耐心陪伴。聊天其实就是随心所欲地说出自己心里的想法，说出自己的见闻，甚至说出自己的观点，不用怕被批评、被否定、被指责，哪怕我们的观点并不那么正确，也不必感到羞耻。和家人聊天可以放松身心，但是现在很多家庭里聊天的时光被剥夺了。全家人待在客厅里，就算不看电视，只是坚定地看着对方，用心去聆听对方，耐心地陪伴对方，也胜过去批评和指责。

第三个心灵游戏是关于大家庭聚会的。现在有很多年轻的父母，在周末的时候，会带着孩子和自己的父母、兄弟姊妹相见。这个时候老人会享受到天伦之乐，孩子会享受到来自四面八方的关心。其实这本身就是一个人的心理支持系统，支持系统越完备，你会发现一个人的内心越丰盈。

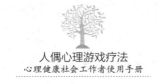

在大家庭聚会中,有些孩子如鱼得水,表现得伶牙俐齿、欢快异常。这样的孩子深深地融入了这个大家庭里面。但是也会有些孩子内向腼腆、敏感多疑,他们内在的自卑会不自觉地表现出来。如果大家庭能关爱、鼓励、肯定他,让他慢慢走出那份敏感、那份多疑,甚至是自卑,就能建立起良好的心理状态。

其实大家庭的聚会对于每个人来说都是一份滋养,有助于个人的成长。当然,你的家庭游戏也可以拿到大家庭聚会上检视,这样你就知道在教育孩子、提升自我、梳理小家庭和大家庭的关系中,你做得怎样,你还有哪些功课需要学习。

所以这就是原生家庭和核心家庭共同创建的那个家庭的心灵游戏。其实每一个节日,比如春节、元宵节,都可以进行核心家庭与原生家庭的聚会,都可以让我们的核心家庭的心灵游戏和原生家庭的心灵游戏来一个交互。

当然,如果你手边有一套人偶,你也可以用它来呈现你核心家庭经常玩的心灵游戏,也可以把你未来想做的心理游戏呈现出来,这将是一个美妙的旅程。希望你在核心家庭和原生家庭中,都拥有属于自己独特的心灵游戏,让你的心灵有所依靠。

祝福你,愿你能创造出这样的一方乐土,愿你能设计出自己独有的心灵游戏;愿游戏陪伴你,幸福和快乐也陪伴你。

第五章 人偶心游的"器"

第一节 器以成事

中国人注重"工欲善其事，必先利其器"，器能助人成事；《易经·系辞》中：形而上者谓之道，形而下者谓之器。这是"由器显道"的过程。庄子讲：乘物游心；孔子讲：诚于中，形于外。

人们做事需要工具，就像出行有车，拍照有手机、相机一样，心理社工能用的工具并不多，而人偶心游恰好是给他们准备的趁手工具。

人偶心理游戏疗法中所讲的"器"是指人偶心游工具。人们的内心或人格通过有形的人偶呈现出来，既是心理投射技术的应用，也是心理分析技术的扩展，这在心理学领域也是常见的形式。人偶让心理过程可视化，它突破了语言交流的局限，让来访者可以直接和心灵对话。

一、人偶的特点

人偶可以呈现不同年龄段人格发展的特质，如人格成熟度、心理年龄、心理状态（情绪），以及性别特质、子人格等。人偶可以代表自己、家人、朋友。人偶呈现了家庭中的关系，以及婚姻中夫妻双方的内心状态、人格成熟度、亲疏关系等。

二、人偶心游标准套装的使用

一般可用于一对一、一对二的婚姻辅导，或者是一对三、一对多的家庭关系、亲子关系的心理疏导，以及小组或团体辅导。人偶心游标准套装主要包含以下东西：

一套人偶心游工具：含13个人偶，分别代表了人一生的七个阶段，分别是婴儿期、幼儿期、儿童期、青春期、青年期、中年期、老年期。除婴儿期外，每个时期均由男女一对人偶组成。

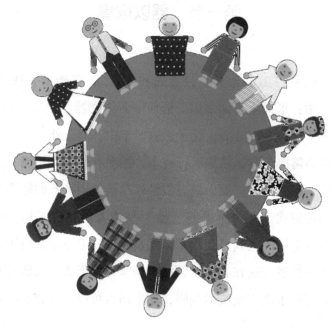

人偶家族

一本书：《跟天使一起玩——人偶心游》。

一套禅卡：充满正能量的禅卡，可以用于心理状态的正念转化、心理积极资源的建设以及布置心理辅导的家庭功课。

第二节 人偶心游工具的设计与解读

一、人偶心游工具的设计

人偶心游工具中的 13 个人偶分别代表了人生的七个阶段,即婴儿期(又叫襁褓期,0~1 岁)、幼儿期(2~5 岁)、儿童期(6~12 岁)、青春期(13~18 岁)、青年期(19~35 岁)、中年期(36~60 岁)、老年期(60 岁以上);除婴儿期外,每个时期均由男女一对人偶组成。同时,每个生命阶段都有相应的生命课题,都要承担自我成长的责任。

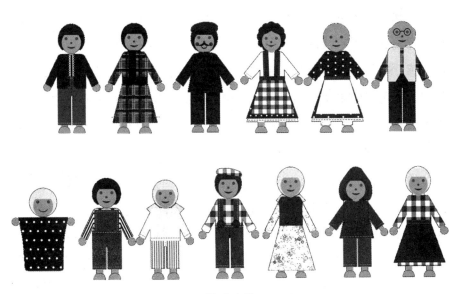

13 个人偶

二、人偶心游工具的解读

1. **婴儿期（襁褓期）**
- 蓝色底色：代表平和与安宁
- 白色圆点：柔软
- 浅色头发：阳光、朝气蓬勃
- 清爽发型：自由、无拘束
- 棉质手感：柔弱、依赖他人

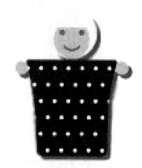

这款人偶在人偶心游技术中代表婴儿期，也称作襁褓期，是指 0~1 岁的小宝宝，一般很少在这个阶段进行性别的区分，这个阶段个体的性别观念也尚未形成。

婴儿期人偶在设计时，选择了象征宁静与平和的蓝色为底色，配以代表柔软的白色圆点，使用棉质材料表现婴儿期小宝宝的稚嫩、柔软之感。发色选择了较浅的鹅黄色，有一种阳光的感觉，这种外观设计与质地触感，不仅可以具象化地呈现个体婴儿时期的弱小与依赖性强的阶段特点，更可以使来访者在触碰、抚摸人偶的时候，唤醒内心与之对应的柔软情感。

2. **幼儿期**

幼儿期人偶有两个，分别是代表 2~5 岁的小男孩和小女孩。在这个阶段，孩子会逐渐形成性别观念与两性意识。

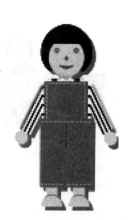

- 幼儿期男孩：
- 黑色头发：心智初开、启蒙与成长
- 条纹衬衣：自我与束缚
- 工装裤：规矩、保护

幼儿期男孩人偶是黑色的发色，这代表他心智开始成长，个人意识开始形成。黑白色条纹上衣中，浅色的底色代表着原有的天真，黑色条纹则意味着成长过程中规矩的逐渐形成。工装背带裤此时既是立规矩的束缚，也是一种自我保护。这个时期的小孩子看起来依旧萌稚可爱，有好奇心和探索心。

- 幼儿期女孩：
- 浅色头发：天真与纯稚
- 双辫发型：成长和束缚
- 红色发饰：积极、希望、美好
- 浅色服饰：明快活泼

幼儿期女孩人偶的发色仍旧接近婴儿期的颜色，保留着初生时的天真和明快的感觉。此时发型是松散的双辫，意味着在成长过程中逐渐受到了些许束缚和管教，不再是完全的自由自在。红色的发饰代表小女孩对生活积极的态度，以及对美好事物的追求。鹅黄色和浅橘色的服饰代表着小女孩明快活泼的状态，其中上衣是由摇粒绒制成的，正如它的触觉体验一样，小女孩也给人以柔软温和的感受。

3. 儿童期

儿童期是指 6～12 岁，这一阶段的人偶设计成了小学生的样子，这其实是一种人为的年龄段划分。

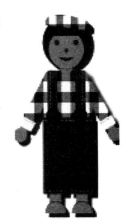

- 儿童期男孩：
- 栗色头发：成熟、压抑
- 绿色格纹：立规矩、生命力
- 格纹帽子：立规矩带来的压力
- 背带裤：禁锢、保护
- 红色绒球：双倍活力

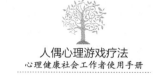

男孩人偶的浅栗发色代表着在这一时期男孩开始变得成熟和稳重，这是一个发展与蜕变的过程。男孩头顶的贝雷帽是压力的象征，但颜色较浅，是白绿色格纹图案，格子代表着规矩，横平竖直，有方寸感。正如人偶上衣所呈现的效果一样，虽然保留着明快且有生命力的色彩感，但隐约有些刻板的感觉，这正是男孩子立规矩、知分寸的阶段。工装裤子上的小红球是双倍活力的象征，此时的孩子好奇心强、爱玩好动，热衷于探索。工装背带裤仍旧有压抑和保护的意味，但样式却有不同，束缚感有所减少。

- 儿童期女孩：
- 浅色发色：天真烂漫
- 红色马甲：生命力
- 浅色碎花长裙：童年的快乐

女孩人偶是个黄毛丫头，浅色碎花长裙是快乐阳光的象征。往往儿童期充足的快乐体验和安全感，可以为一个人的成年生活奠定一种积极的基调。女孩的红色马甲，彰显了充沛的生命活力，是不加掩饰的、显而易见的。女孩服饰整体颜色较男孩明快活泼，与这个阶段的男孩因天性顽皮需要立规矩的压力相比，女孩天性和婉，压力相对小些。

4. **青春期**

青春期的人偶大致是初高中时期的男生和女生。此时人偶色彩鲜明，与青春期叛逆张扬、寻求个性的孩子一样。青春期人偶性别色彩鲜明。

- 青春期男生：
- 绿色帽衫：活力、有主见
- 红色头发：血气方刚、情绪起伏不定

第五章 人偶心游的"器"

- 工装长裤：禁锢、约束

男生人偶穿着绿色帽衫，绿色意味着旺盛的生命力，而帽衫则代表了这个时期叛逆、爱耍酷的状态：我有主见，我要自由。帽子可摘下，因为孩子在叛逆之外也有体贴温和的一面。红色的头发是血气方刚、情绪起伏不定的象征。此时的工装裤是一种禁锢和制约，像中学生的校服裤子一样，试图以集体的概念弱化鲜明的个人色彩，而此时人偶的裤子已经不像小时候那样占据那么大面积，也意味着个人成长后管教作用与约束力的减弱。

- 青春期女生：

- 红色格纹：规矩、鲜艳

- 围裙：承担责任、讨好

- 发色发型：黄色、乖巧、约束

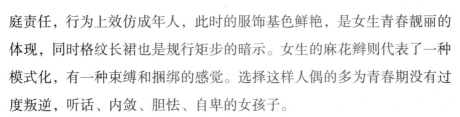

女生人偶呈现出一种乖乖女的视觉感受，围裙的设计是因为此时的女生大多开始主动承担部分家庭责任，行为上效仿成年人，此时的服饰基色鲜艳，是女生青春靓丽的体现，同时格纹长裙也是规行矩步的暗示。女生的麻花辫则代表了一种模式化，有一种束缚和捆绑的感觉。选择这样人偶的多为青春期没有过度叛逆，听话、内敛、胆怯、自卑的女孩子。

- 青春期的"翻牌"过程

青春期的资访案例比重很大，不仅因为青春期的男生和女生较为敏感，各种矛盾比较突出，更重要的是，这个时期将会对人的一生起到不可估量的作用，甚至直接左右一个人的人生。青春期是个人成长与人格塑造的重要时期，也是人生的"翻牌期"。

青春期的青少年，如果能够得到老师、家长的理解、接纳、包容和引导，顺利完成生命的翻牌过程，就会发展出成熟稳重、坚韧敦厚的人格品质，完成生命的一次蜕变，这是大家都希望看到的。但是在现实生活中，往往翻牌期孩子的行为表现并不能被家人和老师理解，更不要说合理应对，这种情况就会阻滞孩子的人格发展。

青春期的孩子情绪易激惹、内心烦躁，喜欢权威对抗（尤其是对抗老师和家长），有同伴认同感，还会对成年人行为进行不成熟模仿（如吸烟、饮酒），而家长和老师则常常会将其笼统地归纳为叛逆。而这其实就是孩子处在翻牌期的直观表现。

人偶心游中，青春期男生人偶的设计就是此类型的一种表达：正在经历翻牌期的叛逆阶段。这是一个用行为探索边界的过程，处理得当的话，将会获得清晰的边界感，即便有时稍稍过界，也可以及时自我调整，形成饱满的早期人格，具有独立思考的能力，有主见、有韧性。如果在这个探索边界的过程中，边界不清、叛逆过度，则会具有明显的外攻击倾向，表现为对抗权威，或无视规则，或过度自负，从而导致成长停滞。

而人偶心游中的青春期女生人偶则是另一种表达：以青春期的乖乖女形象出现，在翻牌期没有经历叛逆，或在叛逆萌芽时就遭遇外界的压制，偃旗息鼓。这样的孩子在成年后的职场、两性关系处理以及日常生活中都会具有明显的内攻击倾向，她们往往怯懦、抗拒权威，总是忍气吞声，积极品质无法展现，难以表现自己的才华和能力，如果伴随童年期的恐惧体验，甚至会形成个体的忍吞型人格：像是彻底被击垮一般，处处被欺负，被伴侣掌控、被上司责骂、被亲朋轻视、被同事霸凌，正是她们本身的人格特质或多或少地造成了这样的人生际遇。

5. 青年期

青年期的两个人偶以上大学、初入社会的青年人为设计原型，整体服饰色彩暗沉，是一个去个性化、融入社会的过程。

第五章 人偶心游的"器"

- 青年期男性：
- 深色外套：去个性化、集体意识
- 黑色头发：足智多谋
- 工装裤：自律、制度、融入团队

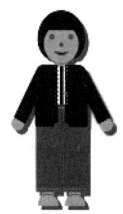

青年期的男性人偶年龄并不很大，黑色的发色既是压抑也是智慧的象征，整体衣着以黑蓝灰的深暗色为主基调，这个阶段的男性往往刚上大学或初入社会，这正是一个融入的过程，一个去个性化的过程。此时的深色外套很好地表现了这一特点。外套上的花边则是此时心智成熟、思想成熟、对未来充满规划和企图心的代表，是生命丰盈的一种保守表现。条纹衬衣被外套遮挡住，只露出一部分，仍旧保留了部分白色，也正是梦想与现实纠结缠斗过程的写照。工装裤更接近制服的感觉，代表了体系化与身份。

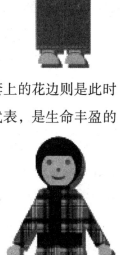

- 青年期女性：
- 格纹长裙：自律、束缚、刻板
- 绛紫色围巾：温暖、压抑、保守
- 保守发型：自我要求、智慧、约束

青年期女性人偶以职业女性的形象呈现，棕色系的格纹长裙有一种自我束缚和保守刻板的感觉。头发是黑色的，此时的女性往往知性成熟、思维清晰，简单传统的低马尾看上去仍旧有约束的感觉，但比起麻花辫的捆绑已然放松了不少。围巾等配饰选择了绛紫色，虽属于暖色系，但更多呈现出的是沉闷和压力感。

6. 中年期

中年期的这对人偶具有一定色彩但并不艳丽，人物感觉虽然沉稳持重却仍旧饱满。大多数人在此阶段正是上有老下有小的时候，压力较大。

- 中年期男性：
- 深色帽子：压力
- 绿色上衣：生命力
- 棕褐色长裤：扎根、家庭的支撑
- 胡子：男性、成熟、阳刚

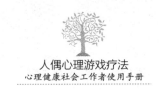

中年期男性人偶头顶的深色帽子是他沉重生活压力的象征，既要赡养父母、教育孩子，又要发展事业、照顾家庭，这顶帽子是一个相对沉重的视觉呈现。绿色上衣表示此刻仍旧是充满生命力的，但衣服样式并不是青春年少的感觉，而是比较随意舒适。此时的长裤是土壤的颜色，代表如老树盘根般的踏实和稳固，正好与上衣颜色相对应。

- 中年期女性：
- 发型：压力、烦琐
- 波点长裙：宁静、柔软
- 围裙：家庭责任、母爱
- 红色背带：责任、压力、甜蜜的负担、爱的奉献

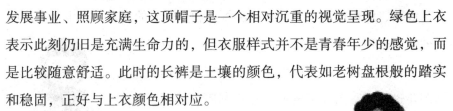

中年期女性人偶的外观设计较为烦琐，是人到中年角色重叠、生活状况复杂的表现。长裙的底色为宁静包容的蓝色，图案是圆融的白色圆点，而红色格子的围裙所呈现出的格式化，恰好体现了家庭生活中母亲、妻子等角色的特点。此时的背带选择了红色，代表家庭对她而言是一种甜蜜的负担。而此刻人偶的发型则是花冠式发辫盘发，代表着巨大的压力和烦琐的事务。

7. 老年期

老年期的这一对人偶，设计原型正是家庭中的长辈，此时他们仍旧有自己的人生课题需要面对。

- 老年期男性：
- 灰白色发型：衰老
- 浅色马甲：开放、舍得
- 格纹衬衣：内化的人格和行为模式
- 深色长裤：稳重、扎根
- 眼镜：睿智、成见

老年期男性人偶可见后移的发际线，是衰老和岁月的痕迹，与发色相呼应，衬衣的暗色格纹图案喻示着人格和行为模式逐渐内化，浅白色马甲是开放没有束缚的表征。深色长裤则表现出了岁月积淀后的持重深沉，眼镜是老年人常见的老花镜，表现出老年人的睿智，也可理解为看待事物时带有一定程度的固有观念，不易改变。

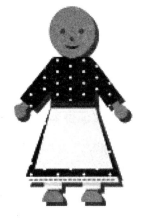

- 老年期女性：
- 灰白发色：衰老
- 低盘发髻：压力减小
- 长裙：平和、柔软
- 围裙：家庭、责任、母爱

老年期女性人偶的发色选择了象征迟暮的灰白色。与中年时高盘发辫不同，此时的发辫较低，代表压力逐渐减小。蓝底白圆点棉质长裙象征晚年时期慈祥安宁的内心状态。白色围裙是家庭、责任与奉献的象征，但颜色浅淡，恰好是回归简单、轻松的表达。

第三节　人偶心游室的建设与应用

一、人偶心游个体辅导或家庭辅导室的建设

（1）人偶心游室的房间在 20～30 平方米，最好有窗户，要求安静、明亮、温馨、安全。

（2）人偶心游圆桌（直径 80～100 厘米），上面可铺红色丝绒桌布。

（3）人偶心游标准套装 3～5 套，放置在专门位置。

（4）座椅：两个沙发或是舒适的座椅，中间放置茶几，茶几上放置水杯、抽纸等。如需要可增加座椅，以备婚姻辅导、家庭关系辅导时使用。

（5）备上记录本、笔、录音笔、相机等。在征得来访者同意，且来访者在《知情同意书》上签字后方可录音或录像，对于人偶拍照留档也要征得来访者同意。

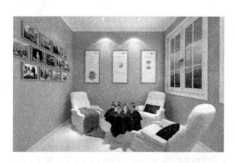 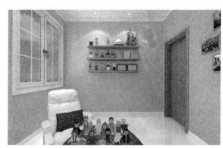

个体或家庭辅导人偶心游室布置

二、人偶心游团体辅导室的建设

（1）人偶心游团体辅导室：50～100平方米，以人数和空间面积相适应为准，按照每人2～3平方米的空间比例设计；最好有窗户，要求安静、明亮、温馨、安全。

（2）人偶心游圆桌（直径80～100厘米），每张桌子可容纳5～6人，上面需铺红色丝绒桌布。

（3）人偶心游团体套装：按照5～6人/套，放置在专门位置。

（4）放置舒适的座椅，如需要可增加座椅，至足够使用。

（5）配备饮水机、水杯、抽纸等。

（6）备上记录本、笔、录音笔、相机等。对于拍照留档、录音或录像，须征得团体成员同意。

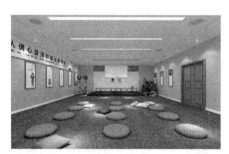
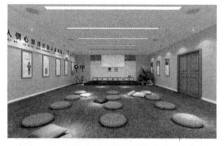
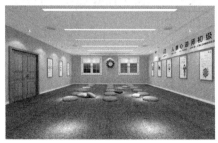
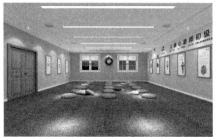

团体辅导人偶心游室布置

第六章　心理社工的人偶心游实操训练

第一节　人偶心游沙龙模式

一、人偶心游沙龙活动模式

社区的心理社工在一线为居民服务，对居民进行心理健康知识普及，对特殊群体进行情绪疏导，为老年人解决心理困扰，促进家庭婚姻和谐。为了方便社区开展心理健康普及教育，可以通过开展主题沙龙活动来探索社区心理健康服务模式。以下的沙龙主题活动是老百姓普遍关心的话题，人偶心游师已把活动流程模板化，以便于让心理社工们参照使用。

沙龙示例：人偶心游故事会

人偶心游故事会：可以讲述自己的人生故事，如与伴侣的故事、亲子的故事、家庭的故事等，人偶是贯穿始终的呈现工具，人偶心游理论是理念的主线。

人偶心游沙龙模式：

①沙龙开场内容包括介绍人偶心游、介绍创始人、讲师自我介绍、

欢迎暖场游戏、《大学》等经典诵读等。

②沙龙流程：讲师讲述故事，用故事引出主要理念；参与者用人偶分享自己的故事；参与者分享收获；用禅卡转化信念，分享收获；升华。

③结束仪式：分享感悟、收获。

二、人偶心游沙龙模板主题

主题1：我的家&我的爸爸妈妈

第一步：状态调控

建场：人偶心游的场地。

座位、坐姿：咨询师坐在右侧，来访者坐在左侧（两座椅呈45°），自然放松。

咨询师："今天我们做一个练习（一个游戏），你是体验者，我做引导者，我们可以试试吗？我这里有13个人偶，你可以从这些人偶中选出可以代表你家人的人偶。"

第二步：观察和引导

观察：在来访者选择人偶的时候，需要观察他选择人偶的整个过程，如选择人偶的先后次序，挑选人偶时的动作、表情、情绪，所选择的人偶的年龄、性别，以及与人偶互动的过程。

咨询师："选出来的人偶，你可以把它们放在圆桌上你认为舒服的位置。"

观察：注意来访者所选择人偶的年龄、性别、动作、姿态、状态（站、坐、躺）、摆放位置（桌子的中间还是边缘），以及是否有性别、年龄不符的情况。

咨询师："这几个人偶分别代表谁呀？"

观察：注意来访者介绍人偶代表谁时的表现，观察来访者把人偶放在了哪个位置，以及人偶之间的距离和人偶的姿势。重点关注来访者的表情、情绪，倾听来访者描述家庭成员时的用词和语气。对照人偶心游关系层面的解读，形成工作假设，再进一步访谈。例如："我听到你在说……的时候，有点哽咽，好像有一些情绪涌上来，是吗……你愿意说说吗？""我看到你摆放她的时候，不断把她的手臂举上去，你是想……"

来访者无觉知时，咨询师针对来访者的无觉知，可以讲自己的观察，例如："我看到你拿到先生的人偶是……（注意不要详细描述），代表你的人偶是一个穿花裙子小女孩，代表你儿子的人偶是穿蓝衣的男性，你听到我这样说，心里有什么感受？"

来访者："我感觉……"

随着来访者的讲述，适当运用支持性技术回应，如是啊、对啊、就是这样啊。

咨询师："我听到你说……他做了些什么让你觉得他……"

来访者："他……"

咨询师："家庭生活中你们的互动是怎样的？"

来访者："他……"

咨询师：让来访者描述他认为的家庭中每位成员的感受。例如，"你站在这里，你儿子的感受是怎样的？""当他……的时候，你的感受是什么？"

来访者："……"

咨询师："嗯，很好，你想对他说些什么？你希望……"

语言引导：根据来访者的讲述、资料的收集、人偶呈现、来访者情绪，回应来访者的本我（看见他的需求）和超我（肯定他的付出）。

引导心灵对话：引导来访者先对家庭成员（爱人、孩子、父母）表达自己的情绪、情感和期望（可以分别对家庭成员的超我和本我进行表达，引导方向：对不起、请原谅、谢谢你、我爱你）。

来访者："……"

咨询师："你想对自己说些什么？"

引导心灵对话：来访者分别对自己的超我和本我表达认同和肯定。

来访者："……"

咨询师："如果可以调整，你想要怎样调整呢？你需要做些什么或者用怎样的方式可以达成现实生活中这样的调整呢？"引发来访者思考。

第三步：完结

咨询师："好的，我们今天的练习（游戏）就到这里，用你的方式感谢一下人偶，再把人偶轻轻放回去。"

主题2：我生命中最重要的人

第一步：状态调控

建场：人偶心理游戏的场地。

座位、坐姿：咨询师坐在右侧，来访者坐在左侧（两座椅呈45°），放松自然。

咨询师："今天我们做一个练习（游戏），你是体验者，我做引导者，我们玩一玩可以吗？我这里有13个人偶，你可以选择一个代表你生命当中的最重要的人。"

第二步：观察和引导

观察：注意来访者拿出人偶的速度，挑选人偶时的动作、表情，以及拿到人偶后的情绪。

咨询师："你选出来的人偶是想拿在手里，还是放在桌上呢？如果你要是想放在桌上，你可以把它放在你认为舒服的位置。"

观察：注意来访者所选择人偶的年龄、性别、状态（站、坐、

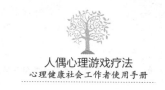

躺)、位置(桌子的中间还是边缘),重点观察来访者的表情,倾听来访者描述时的关键词。

引导:

第一问:"你能说说它是你生命中的谁吗?"

第二问:"我看到你刚才把人偶拿在手里(录像机式描述其动作),这对你来说有什么意义吗?"

第三问:"看到它,你心里有什么感受?有什么画面出现吗?"

当来访者无觉知时,咨询师针对来访者的无觉知讲自己的观察,如"我看到你选择了一个穿花裙子的小女孩(注意不要详细描述),作为你心目中妈妈的代表,听到我这样说,你有什么感受?"

引导:随着来访者的讲述,适当运用支持性技术回应,如是啊、对啊、就是这样啊。

工作假设:根据来访者的讲述、资料的收集、人偶呈现、来访者的情绪,引导来访者回应对方(人偶代表的重要他人)的本我(看见他的需求)和超我(肯定他的付出)。

引导:心灵对话——来访者先表达自己的情绪、情感,再对对方的超我、本我进行表达。可参照逻辑:我接受、对不起、请原谅、谢谢你、我爱你。

咨询师:"当你说完这些的时候,你心里有什么感受吗?你愿意抱抱他吗?"

第三步:完结

引导:"我们今天就到这里了,用你的方式感谢一下人偶,轻轻地把它放回。"

注意事项:

①状态调控贯穿始终。

②态度：不评判、不否定、不指责。

③语言：客观描述，运用支持性语言，多复述，多表达认同。

第二节 人偶心游在团体辅导中的应用

小团体运动，20世纪人类社会最伟大的发明之一。

——卡尔·罗杰斯（1902—1987）人文主义心理学之父

一、人偶心游团体辅导概述

人偶心游团体辅导是以人偶心理游戏疗法为理论基础，以生命智慧模型为核心，以人偶心灵成长工具为实施手段的一种心理辅导方法。在团体中以人偶为镜，让成员内心与爱连接，促进对自我的了解与认知，促进内心世界的成长与发展，具有较高的参与性、互动性和实效性。

二、人偶心游团体辅导的功能

人偶心游团体辅导具有教育功能、发展成长功能、预防功能，以及促进心理健康功能。

三、人偶心游团体辅导的特点和优势

（1）生命智慧模型理论可以直观地促进来访者对自我的了解与认知，促进人格的成长与发展。

（2）人偶心游能有效绕过语言的障碍和潜意识庞杂信息的干扰，顺利开展团体工作，激发团体动力。

（3）人偶心游作为心灵成长的辅导工具，它易于被团体成员接受

与理解，简单有效，深入人心。

（4）借助人偶工具大大提高团体带领者的领导能力和团体成员的互动性。

四、人偶心游团体辅导应用领域

教育部门：儿童青少年心理辅导、学校心理实践课（学业辅导、人际关系辅导、中高考心理辅导）、家长课堂、教师培训。

医疗部门：患者及家属心理辅导、医护人员心理维护。

企事业单位：员工 EAP 培训。

社区机构：社区老年人心理辅导、儿童心理辅导、志愿者心理培训。

福利部门：老人心理辅导、残疾人心理辅导、危机干预心理辅导。

部队系统：部队官兵心理辅导。

司法系统：罪犯改造、罪犯预防、司法人员心理辅导。

五、人偶心游团体的构成元素

1. 团体人数

一般认为，小团体最佳规模是 5~12 名成员。

小团体合适的规模应该是：大到能为团体成员交流提供足够的机会，小到能让每个人感受到团体的气氛。

大团体人数不限，应配备足够助教，以支持分组练习与互动。大团体有利于为团体成员互动提供充分的机会，让每个人感受到团体的力量。

2. 团体辅导时间

时间：固定或者不固定。

3. 团体场地

空间大小合适、安全。

4. 团体成员需要筛选

一般选择标准：有基本人际交往能力、积极参与团体活动、对团体有积极期待、愿意觉知、愿意支持他人。

5. 团体的活动设计

按照阶段设计，也可按照主题设计。

6. 团体辅导的应用优势

团体辅导可以节省时间和精力，满足成员不同的需求。

"我和你一样"的体验：团体是社会的缩影。团体成员聚集分享时，会发现自己的经历并不独特，许多人有类似的想法和体验，可以彼此参照，令自己放松。在团体相对安全的氛围里，情感、行为以及一些负面心理都可以提出来加以讨论。

归属感：人人都有强烈的归属感，参加团体活动可以满足部分归属感的需求。成员彼此认同、彼此关注，产生情感共鸣，感到自己是整体的一部分。

提供不同参照：团体不但可以探索自我、了解他人，还可以提供更多观点和思考方向，可以交流困扰，交换资源信息，从而学习更多的解决方法和策略。

技巧练习：团体提供了一个安全的练习场所，团体成员可以在一个支持性环境中先行练习、尝试某一些新技巧，如亲子教养、沟通交流、情绪梳理、压力调试等技术。

提供反馈：团体为成员提供了更为理性、平和、客观、包容的环境，团体的回应更有力量。

承诺：因为有团体的见证，个人更有遵守的意愿，更愿意践诺。

六、团体动力

团体动力是团体成员在互动中形成的集体潜意识,可以被部分团体成员清晰认知,同时对每个成员都有影响,既可以形成凝聚力,也可以形成成员之间的张力。

团体带领者应具备对团体动力的觉知和引导能力。

七、人偶心游团体领导者的专业素质

1. 成为人偶心游团体领导者的条件

(1) 自我人格的健康与健全。

(2) 自我情绪稳定与平和。

(3) 有清晰的自我觉知、自我定位、自我界限。

(4) 有对全局的把控能力。

(5) 能敏锐地观察团体成员的变化。

(6) 为人真诚,有同理心。

(7) 具备逻辑思维能力、表达力,能够有效总结,有不断学习成长的意识。

(8) 遵守行业伦理及职业道德,保持客观中立的态度,应具备自律的品质。

(9) 熟练掌握人偶心游的理论与技术。

(10) 对团体辅导理论有充分的理解,熟知团体发展的各个阶段及自己的职责。

(11) 不断积累丰富的咨询经验及团体带领经验。

2. 人偶心游团体领导者应遵循的专业道德标准

(1) 领导者必须接受系统的团体训练和专业培训。

(2) 领导者遵守行业伦理及职业道德。

(3) 坚持保密原则。

(4) 尊重团体成员的自愿选择权。

(5) 人偶心游团体领导者应自律,不强迫个人参加团体辅导,不在团体中做不恰当的活动,不借团体对成员造成心理上的压力,应尊重团体成员的自愿表达权。

八、人偶心游团体辅导的技术与方法

(1) 团体不同阶段的主要工作事项。

(2) 人偶心游团体辅导的基础理论。

(3) 人偶心游团体辅导的专业技术。

(4) 人偶心游团体辅导的效果评估。

九、人偶心游团体各阶段的主要工作事项

(1) 团体准备阶段:拟订完整的计划书、与成员面谈筛选、预备会议等。

(2) 团体创始阶段:让成员感受到团体氛围,建立信任感,处理焦虑情绪,建立与强化团体规范,处理防卫或抗拒意识,等等。

(3) 团体工作阶段:人偶呈现技术、个案辅导技术、行为训练、家庭作业。

(4) 团体结束阶段:结束预告、整理心得收获、调适行动计划、处理分离情绪、追踪聚会、效能评估、完结仪式。

十、人偶心游团体辅导的专业技术

(1) 支持性技术。

（2）深呼吸疗愈。

（3）投射性分析。

（4）人偶个体和关系呈现的解读。

（5）生命之花。

（6）人体症状的解读技术。

（7）起承转合的调试技术。

十一、人偶心游团体辅导的目标

（1）促进自我认知。

（2）促进人格的健康与健全。

（3）促进关系的饱满与圆融。

（4）实现内通外达的生命状态。

（5）达到身心健康、自我完善的终极目标。

十二、人偶心游团体辅导方案设计框架

（1）活动目标。

（2）主要概念。

（3）活动方案。

（4）分享收获。

（5）形成认知。

十三、人偶心游团体的成员成长目标

（1）改善成员的自我认知。

（2）提升成员的倾听力、表达力。

（3）发展成员自我接纳和接纳他人的能力。

(4) 发展成员自我关爱和关爱他人的能力。

(5) 发展成员自我尊重和尊重他人的能力。

(6) 帮助成员在团体中说出自己的故事。

(7) 帮助成员在团体中敢于真诚地讨论自己的个人问题。

十四、人偶心游团体辅导方案设计模板

下面是一个人偶心游"自我关爱"成长团体方案的设计模板。

(1) 团体名称：人偶心游"自我关爱"成长团体

(2) 团体督导：李莉

(3) 团体带领：何蕊

(4) 团体性质：封闭式、结构性团体

(5) 成员对象：渴望自我成长的学员

(6) 人数：8～11人

(7) 筛选方式：自愿报名，经访谈决定

(8) 团体时间：××××年××月××日　每周×（19：00～21：30）

(9) 团体频次：10～12次

(10) 团体地点：××××××

(11) 团体理念：

人偶心游团体辅导力求营造一个平等、安全、多维度的人际互动环境，在团体中让成员内心与爱连接，促进对自我的了解与认知，促进内心世界的成长与发展，具有较高的参与性、互动性和实效性。

"自我关爱"团体辅导帮助人们通过自我关爱实现人格的健康健全，活出内通外达的生命状态。10～12次团体辅导，就是10～12次学习爱的团体活动。

（12）团体目标：

①每次辅导学习一个有关自我关爱的概念。

②通过主题活动引发自我体验与觉察。

③分享收获，形成新的认知。

(13) 团体辅导工具：人偶心游工具、活动道具、音乐等。

(14) 团体成效评估内容：

①每期活动记录和照片。

②团体领导者的观察记录。

③团体成员的总结。

④团体领导者的总结。

(15) 本方案遵循 OPDCA（O：目标；P：计划；D：执行；C：检查；A：评估）目标管理模型，融合了以目标为导向的思想，是可执行、可持续有效推进的方法。

第七章 人偶心游的应用

第一节 人偶心游在社区心理健康工作中的应用

习近平总书记在全国卫生与健康大会上强调:"没有全民健康,就没有全面小康。"健康,不仅仅指身体上的,也包括心理上的——"要加大心理健康问题基础性研究,做好心理健康知识和心理疾病科普工作,规范发展心理治疗、心理咨询等心理健康服务。"

老百姓需要的、想要的、热切盼望的是听得懂、有实效、本土化的易学、易懂、易操作的心理技术。心理社工正是老百姓身边看得见、摸得着、听得懂、用得上的心理资源。人偶心游是心理学简易化的体现,以心理学和中国传统文化为理论基础。本土化语言的使用,使人偶心游容易被普通老百姓接受。人偶心游作为一项专业的心理助人技能,正被广泛运用于社区心理社工的实践工作中,同时在心理健康教育普及上也得到越来越广泛的应用。心理社工通过使用人偶心游技术提供心理辅导服务,能帮助社区居民解决各类心理问题,促进家庭关系和睦,提供亲子育儿辅导、婚姻辅导、婆媳关系辅导,帮助居民缓解各种压力,促进身心健康。

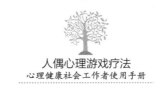

第二节 人偶心游在婚恋情感辅导中的应用

用人偶心游来解决婚姻问题，给人偶心游师和心理社工提供了切实可行的辅导思路，使辅导更简洁、易操作。

一、人偶心游视角下婚姻中的问题

1. 人格成熟度问题

夫妻双方内心未长大，有时是一方未长大，有时是双方都未长大，一方或双方都有心灵创伤需要疗愈。

像小女孩爱上大叔、"妈宝男"等现象呈现的就是一方人格幼稚，内心未成长，或是内在有心理创伤。

2. 婚姻参照系问题

我们会发现每个人都用一个参照系来经营自己的婚姻，父母对异性的看法会直接在孩子潜意识中播下种子。比如，父母会说"你要找一个上进的男人""找一个顾家的男人""你不要找一个……的人"，这都会影响孩子以后的择偶标准。这说明每个人都会受原生家庭影响，从而使自己产生"我和妻子一定要像父母一样恩爱"或者"我一定不要像他们一样争吵"的想法，父母的婚姻会给自己的婚姻打上一个非常深刻的烙印。

有一些父母会介入小夫妻的婚姻关系当中，这样的介入会影响小夫妻的婚姻关系。新家庭和原生家庭之间的界限一定要划分清楚，这一点非常重要。新家庭刚刚建成，需要建立自己的秩序，而不是被父母的参与和指导搞得乱七八糟，尊重新家庭的完整性非常重要。在中国，婆婆常插手儿子的婚姻，造成婆媳关系的紧张；丈母娘常参与女儿的婚姻，造成翁婿关系不和谐。而建立良好的婚姻参照系能使家庭关系和谐、婚姻幸福。

3. 婚姻中的沟通问题

婚姻中的沟通问题涉及三个层面。第一个层面是生活方面的沟通，包括生活中的日常事务，彼此关心、照顾，日常安排，等等，这些是大多数人能做到的。但是，只有生活而没有情感的交流、精神世界的沟通，这样的婚姻关系是干瘪的、枯萎的。

基于此，婚姻之间的沟通还应该包括第二个层面，即心灵层面的沟通，两个孤独的心灵需要彼此抚慰、温暖，尤其是在外承担了巨大压力，或原生家庭不幸福的时候，很多人通过在自己的小家庭中营造一种温暖的氛围来安抚自己的心灵。心灵世界以感受为主，这个感受没有照顾到，很多人就会发脾气，就会抱怨、指责、无事生非、莫名烦躁。

更高一个层面的追求是对精神世界沟通的追求。精神世界的沟通，并不是一个人进入另一个人的精神世界，而是两个人都有完整的精神世界，两个人沟通就是两个世界的交流，互相映照，彼此被对方的思想滋养，彼此认同、彼此尊重。

只有这三个层面的沟通都实现，婚姻关系才是饱满的，否则就是干瘪的、枯萎的，或者是有缺陷的。

4. 婚姻中的经济问题

在物质生活非常匮乏的时候，生存是第一要务。先生存，生存之上才是对改善生活品质的要求，然后才会上升到对爱的追求。婚姻中的经济问题会直接影响生命状态。

婚姻中的经济问题包括财富分配与投资等。夫妻之间能够沟通到这个层面，基本上就会有相对前瞻性的规划。所以，他们的分配与投资是对生命价值的扩展。

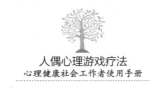

根据生活的阶层、收入的匹配度、意识的发展、认知的扩充来做当下的选择，如果这样的选择以婚姻的有效沟通作为基础，整个家庭共同去做，就会促进家庭的和谐，否则就会有冲突。

5. 婚姻中的性问题

性本身是人性的一部分。第一，不能对性有压抑。第二，目前我们对性的认知太浅薄。全世界只有人类对性的要求是极高的，动物的性是为了繁衍，只有人的性除了繁衍外，还有愉悦自我的目的。在婚姻中，性生活达到一定的匹配度，会有利于生活的幸福美满。

二、人偶心游在婚恋情感辅导中的应用

人偶心游可以直接呈现婚姻的问题，直接呈现夫妻人格成熟度，便于处理婚姻关系。

例如，一位因婚姻问题来访的女士，在其呈现的家庭关系中看到，代表丈夫和婆婆的人偶紧密并排站在一起，而代表她和儿子的人偶站在一起，代表她和丈夫的人偶相隔很远，呈现出"父亲缺位，丈夫缺位"的家庭关系。

在我们用人偶心游直接呈现的婚姻问题中，也有这样的情况。比如，在妻子呈现的婚姻关系中是一个青年期的女性，带了一个儿童期的男孩，一般这种就可以解读为丈夫人格未成熟。在这个过程中，如果妻子压力过大就会抱怨丈夫没长大，而丈夫会觉得妻子管得太多。

也有一些呈现的是女孩以父亲为模板找了一个丈夫。男性有呵护女性的本能，这样的婚姻最初很甜蜜，也许会延续得很好，但是，在男人受到外界的压力，或者家庭压力变大时，比如生了孩子后，如果女性依然不成长，男人就会很累并通过其他方式找平衡，如有可能会发生婚外情，从而使婚姻关系受到冲击。

第七章 人偶心游的应用

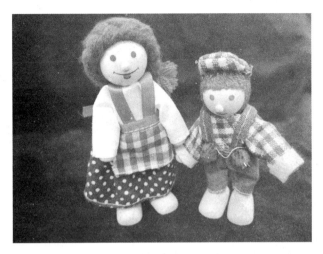

"妈宝男"

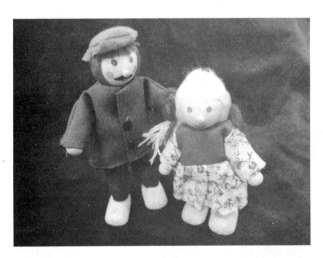

小女孩爱上大叔

还有夫妻俩选的都是幼儿期或者儿童期的人偶代表自己,我们会发现,这样的夫妻可以很好地一起玩儿,但是一旦共同承担家庭责任就会发生冲突,有责任纷争。比如,当他们有孩子的时候,婆婆来带孩子,妻子便会与丈夫和婆婆产生各种各样的矛盾,多重角色的压力会造成现实生活中夫妻关系紧张。

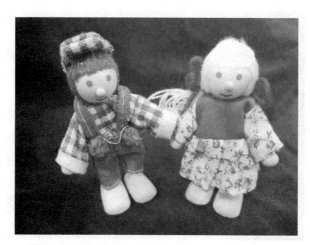

婚姻中的"两个小孩"

如果夫妻中有一个人的人格处在叛逆期,他会把对方投射成父母,一定要以对抗权威的形式和对方较量,争夺婚姻中的掌控权、话语权、决策权,事事都要计较,好像是故意在作对似的。还有一种是不对抗的,呈现出的是一个青春期的乖乖女形象,她的内心会承担很多,但也不说,让对方猜。这两种状态都是处在人格的青春期层面,通过人偶可以一眼看出来。

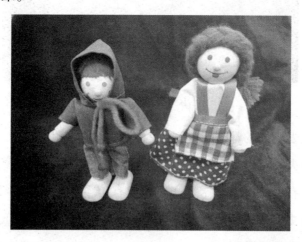

叛逆的丈夫

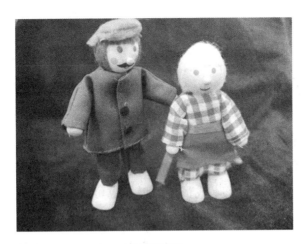

委屈的妻子

夫妻在人格层面的成熟度对婚姻关系有着巨大影响。子人格可以存在，但它只是人格的一部分，不能成为生活的常态，不同子人格之间应该可以有效、灵活地切换以适应不同生活场景。

第三节 人偶心游在家庭关系中的应用

一、家庭系统的几个核心概念

1. 家庭系统

每个人都是在家庭系统中成长的，也是在从家庭走向社会过程中成熟的。因此，家庭系统是社会的基本单元，这是一个相对稳定的系统，又是一个相对开放的系统。

男人和女人一旦组建家庭，建立了婚姻关系，其身份角色也就被确定为丈夫和妻子，同时社会中对已婚夫妻角色的承认，也使得家庭关系变得相对稳固；这种稳定性尤其是在新家庭孩子出生后会有所增强，家庭成员的身份因孩子的出生而再度被确认，夫妻二人又多了父亲母亲的身份角色，公公婆婆成为爷爷奶奶，丈人丈母娘成为姥姥姥爷，家庭成员之间的关系连接度也更高了，构成了比较稳定的家庭结构。

家庭的稳定性还体现在家庭成员间特定的交往互动模式上，比如亲子互动，夫妻、婆媳、祖孙互动，等等。

同时，家庭系统又是一个相对开放和发展的系统，它允许新成员（新生儿等）的加入。家庭成员可以增加也可以减少，家庭关系也在不断发生变化。比如，从二人世界到三口之家，再到多子女家庭，父母与自己几个孩子的互动方式会有不同；同时，随着长大成人的孩子陆续离开家庭，多子女家庭又会变为"空巢家庭"等；家庭中上一代父母的离世也会给家庭系统带来冲击与改变；长大成人的孩子建立自己的新家庭，又使家庭系统得以延续并扩展。所以，家庭系统并非是封闭系统，而是开放并一直在发展的系统。

2. **家族系统**

大的家族常以家谱等记录家族成员，确立整个家族系统。每个家庭都是家族系统这棵大树上的一枝，所以在传统文化中新家庭的建立、新生儿的出生被称为"开枝散叶"。

联姻也让家族系统不断扩延，形成了独特的家族系统观。就如《红楼梦》中的荣国府与宁国府两大家族一样，两大家族有着千丝万缕的联系。家族系统中的联系会让大家族一荣俱荣、一损俱损，也因此，在这样的家族中，家族利益远远大于个人利益，家族利益大于小家庭利益。

3. **原生家庭**

原生家庭是指自己出生和成长的家庭，它与新生家庭的概念是相对的。原生家庭的气氛、传统习惯、家人的互动模式等，都会影响子女日后在自己新家庭中的表现。

"每个人在成为自己之前,都是原生家庭的缩影。"我们每个人都在有意无意之间受到原生家庭的影响,这些影响有些是正面的,有些是负面的;不论你是否愿意,这些都影响着你的新家庭以及你生活的方方面面。

4. 新生家庭

新生家庭是指由一对夫妻及其子女组成的家庭,这样的家庭不包括夫妻双方的父母。新生家庭中的子女,无论是亲生的还是收养的,在数量上并无限制。新生家庭中包含着两种最基本的家庭关系:夫妇关系和亲子关系,所以又称夫妇家庭或血缘家庭。新生家庭从结婚、离开父母独居为开端。新生家庭的家庭成员包括自己、伴侣和孩子。其实,每个新生家庭最终都会发展成下一代的原生家庭。

二、家庭系统的功能

(1) 家庭系统具有现实性意义和功能,家庭系统对社会和个人都具有支持的功能。

(2) 社会稳定功能:家庭系统是社会的基本单元,家庭系统的稳定平衡,有利于社会系统的稳定。

(3) 维护与发展家族系统:小家庭构成了大家族,所以小家庭要维护大家族的声誉。

(4) 生活功能:经营日常生活是家庭系统主要功能之一,家庭生活让家人共同面对衣、食、住、行各方面的生活需要;给予家庭成员安全感;心灵有所依托,具有稳定情感功能;让夫妻互相陪伴,彼此支持,也让性伴侣稳定、性生活规律,满足生理需求。

(5) 生育功能:繁衍后代,养育子女。抚养、教育子女长大成人

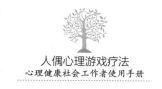

也是家庭系统的主要功能之一。

（6）家庭责任：家庭系统共同承担赡养老人、帮扶亲属等的责任与义务。

三、家庭系统的三大规律：爱与良知、完整性、秩序感

1. 爱与良知

在家庭系统中爱是本能，父母爱孩子是天性，孩子爱父母也是天性。充满爱的家庭，是人们内心安全感的源头，是人格健全、健康的根基；缺失爱的家庭冰冷、脆弱，让人心寒不安，会严重影响人格的健康发展。

家庭系统内应该充满爱，同时，家庭系统内的爱应遵循"良知"的规律。对于人格，"良知"就是本能的呈现，遵循良知，内心有安定感，而且理直气壮；违背良知，内心愧疚不安。常言说，"良心不安""不做亏心事，不怕鬼敲门"即是如此。对于家庭系统，"良知"就像父母爱子女的本能，如不能施爱必有愧疚之情；孩子爱父母也是本能，否则也会有愧疚、自责之情。良知让家庭系统中的爱得以流转，以便养育下一代，保障生命系统的延续性，良知让我们能够区分应该做还是不应该做。

这里指的"良知"可以分为个体良知和系统良知。

（1）个体良知

也称自我良知，是个体成长发展的需要，因此个体良知就是有自我意识。个体良知需要自我成长，需要发展，需要离开母体，需要独立自主，这是本能。不能满足自我成长和自我独立需求，人格就会受伤，自我良知就会通过防御机制给予自己保护或是通过变形满足自我的需求。

（2）系统良知

系统良知是为了维护系统的完整性、保障系统稳定发展而存在的系统潜规则，系统良知是系统成员必须遵循的，否则个体会有深深的愧疚

感。例如，家庭系统为了维护家庭的完整性、稳定性和秩序性而发展出家庭系统规则，某家庭成员如若违背，就会遭到其他成员的谴责，他也会产生愧疚感，甚至是罪恶感；而维护家庭规则的成员则会有理直气壮的感觉。

2. 完整性

家庭系统连接了家庭中的每个成员，建立起一个完整系统。家庭系统的完整性在传统文化中早有体现，中国人常说的"齐家"，即家庭团圆，就体现了家庭系统的这一特质；生活中的很多节日也是家庭系统完整性的体现。比如，中国人特有的春节、中秋节、元宵节等，西方国家的圣诞节也是家人团聚的日子。家庭系统是一个整体，唯有当组成整个系统的人团聚时，内心才会感到充实踏实。

3. 秩序感

秩序感是任何一个系统都需要的，是保障系统稳定运行的关键。自然生态系统也有其固定不变的秩序性，就仿佛四季运行有规律，白天黑夜有序交替一样。

任何系统的成长、发展、壮大都需要建立秩序。家庭系统中的秩序性通俗地说就是夫妻和睦、父慈子孝、兄友弟恭、长幼有序等；在成长中，这些秩序内化成个人内心的秩序感，秩序感让人内心安定，也让人在家庭里的生活从容有序。这种秩序感也是家庭教育的主要内容，秩序感需要后天养成。

秩序感在传统文化中称为"礼"，在社会交往中称为"礼仪""礼节"，礼是一种尊重，尊重是分寸和尺度的表现。

孩子在家庭中成长起来，拥有健全的人格和健康的心灵，知进退、懂分寸，具有自我照顾、独立生存的能力。在家庭系统的亲子互动中，培养孩子的秩序感，使他内在的心灵秩序与外在的生存、生活秩序统一，则孩子能够顺利成长。

在这种有序的家庭生活中，无论孩子还是父母都会从中得到滋养和慰藉。秩序感也是安全感的一部分。

没有秩序的家庭是混乱的，生活也是混乱的，在这样家庭长大的孩子内心也是混乱无序的，这会影响他们人格的成长，以及未来的家庭生活。

一般建立正常的家庭秩序要做到以下三点。

一是资格感。每个家庭成员都是家庭系统中的重要组成部分，家庭系统中每个人都有自己的一个位置，个体成员在这个位置中应被认可、被关心、被尊重；家庭系统让人内心感到安全踏实、有力量，每个人对家庭系统不仅有责任，在家庭系统中也享有一定权利。人们在其中可以表达自己的观点，也能够被认同，这种认同就是资格感。

如果现实生活里有家人被社会上其他人排斥，整个家庭系统也会受到牵连。

家庭系统中的资格感是保证个体既隶属于系统，又保持自我独立的关键。在家庭系统中，个体为了获得资格感，会为家庭做贡献、创造价值，凸显自己的重要性，以期能够获得认可。当个体认为自己的付出在家庭中得到认可时，那么他的内心就会感到被认同；如果缺乏资格感则会导致很多问题。所以说家是心灵的港湾。

二是家庭秩序感。家庭成员的位置是依照进入家庭系统的时间来定的。例如，先有夫妻，再有孩子，所以夫妻关系应排在亲子关系之前。

家庭秩序感对孩子性格影响巨大。通常情况下，家里的老大往往在家庭中承担的压力较多；家里老二往往好胜心强，也常常是家里最有出息的人；家里老小往往比较自由，多是家中的"开心果"。

三是家庭系统的平衡。家庭系统需要稳定，也需要建设与发展。所以，对家庭系统的贡献越大，在家庭系统中越受尊重，也越有优先权。

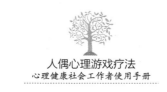

格品质，完成生命的一次蜕变，这是大家都希望看到的。但是在现实生活中，往往翻牌期孩子的行为表现并不能被家人和老师理解，更不要说合理应对，这种情况就会阻滞孩子的人格发展。

青春期的孩子情绪易激惹、内心烦躁，喜欢权威对抗（尤其是对抗老师和家长），有同伴认同感，还会对成年人行为进行不成熟模仿（如吸烟、饮酒），而家长和老师则常常会将其笼统地归纳为叛逆。而这其实就是孩子处在翻牌期的直观表现。

人偶心游中，青春期男生人偶的设计就是此类型的一种表达：正在经历翻牌期的叛逆阶段。这是一个用行为探索边界的过程，处理得当的话，将会获得清晰的边界感，即便有时稍稍过界，也可以及时自我调整，形成饱满的早期人格，具有独立思考的能力，有主见、有韧性。如果在这个探索边界的过程中，边界不清、叛逆过度，则会具有明显的外攻击倾向，表现为对抗权威，或无视规则，或过度自负，从而导致成长停滞。

而人偶心游中的青春期女生人偶则是另一种表达：以青春期的乖乖女形象出现，在翻牌期没有经历叛逆，或在叛逆萌芽时就遭遇外界的压制，偃旗息鼓。这样的孩子在成年后的职场、两性关系处理以及日常生活中都会具有明显的内攻击倾向，她们往往怯懦、抗拒权威，总是忍气吞声，积极品质无法展现，难以表现自己的才华和能力，如果伴随童年期的恐惧体验，甚至会形成个体的忍吞型人格：像是彻底被击垮一般，处处被欺负，被伴侣掌控、被上司责骂、被亲朋轻视、被同事霸凌，正是她们本身的人格特质或多或少地造成了这样的人生际遇。

5. 青年期

青年期的两个人偶以上大学、初入社会的青年人为设计原型，整体服饰色彩暗沉，是一个去个性化、融入社会的过程。

- 工装长裤：禁锢、约束

男生人偶穿着绿色帽衫，绿色意味着旺盛的生命力，而帽衫则代表了这个时期叛逆、爱耍酷的状态：我有主见，我要自由。帽子可摘下，因为孩子在叛逆之外也有体贴温和的一面。红色的头发是血气方刚、情绪起伏不定的象征。此时的工装裤是一种禁锢和制约，像中学生的校服裤子一样，试图以集体的概念弱化鲜明的个人色彩，而此时人偶的裤子已经不像小时候那样占据那么大面积，也意味着个人成长后管教作用与约束力的减弱。

- 青春期女生：
- 红色格纹：规矩、鲜艳
- 围裙：承担责任、讨好
- 发色发型：黄色、乖巧、约束

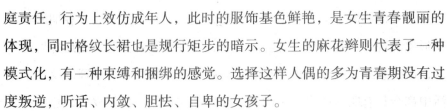

女生人偶呈现出一种乖乖女的视觉感受，围裙的设计是因为此时的女生大多开始主动承担部分家庭责任，行为上效仿成年人，此时的服饰基色鲜艳，是女生青春靓丽的体现，同时格纹长裙也是规行矩步的暗示。女生的麻花辫则代表了一种模式化，有一种束缚和捆绑的感觉。选择这样人偶的多为青春期没有过度叛逆，听话、内敛、胆怯、自卑的女孩子。

- 青春期的"翻牌"过程

青春期的资访案例比重很大，不仅因为青春期的男生和女生较为敏感，各种矛盾比较突出，更重要的是，这个时期将会对人的一生起到不可估量的作用，甚至直接左右一个人的人生。青春期是个人成长与人格塑造的重要时期，也是人生的"翻牌期"。

青春期的青少年，如果能够得到老师、家长的理解、接纳、包容和引导，顺利完成生命的翻牌过程，就会发展出成熟稳重、坚韧敦厚的人在与父母家人的互动中资格感有时会被消减，最后造成资格感不足，导致孩子在待人接物时常常手足无措。所以，资格感不足的人不自信、安全感不足。

②与秩序感相关的问题

家庭成员的序位混乱造成的问题是家庭矛盾的主要原因。例如，在家庭中"长幼有序"被打乱，哥哥姐姐并不爱护弟弟妹妹，不能做榜样，弟弟妹妹对哥哥姐姐不能尊重，这会使家庭生活矛盾重重、争吵不断。

③与家庭系统平衡相关的问题

在家庭系统中贡献大的人未能受到尊重，或过于溺爱某个孩子等均易造成其他家庭成员内心失衡，产生家庭矛盾。例如，孩子对父母不够尊重，不孝敬父母；父母偏袒一方，造成兄弟失和，反目成仇；对家庭贡献大的，未能获得家人的认可和尊重，内心抱怨多；等等。

五、人偶心游在家庭中的应用

1. 家庭关系问题的案例

个案情况：

妻子李梅（化名），丈夫王峰（化名），有一子5岁。

李梅与王峰夫妇因家庭关系问题来访。

李梅述："我和王峰经人介绍认识，恋爱半年后结婚。因公公过世，婚后与婆婆同住，婆婆管着王峰的工资卡，我让他拿回来补贴家用，过了大概两个月卡才拿回来，但是里面没有一分钱，王峰说工作后从来没自己拿过工资卡，都是交给婆婆管，他不知道钱去哪儿了，也不敢问婆婆。

"婚后王峰对家里什么事都不管，家务活什么都不会，每天下班就

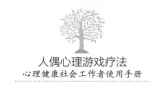

是玩电脑游戏,我想和他聊天他说没时间;他下班回来还习惯地跑去和婆婆聊天,偶尔跑来和我说两句婆婆就来叫他,直到睡觉他才回来;他生病感冒或者不舒服了,一般会到婆婆那边待着,他说他妈妈照顾他更仔细。

"我生孩子后,他也不主动帮忙,孩子都是我一个人看大的。我想让婆婆帮帮忙,他却说自己的孩子自己照顾,不要指望老人,为此我们吵了起来,婆婆就站在门口看着,也没有干预。平时我们常常为一些家庭琐事吵架,婆婆就来凶我,我觉得他们是一家人,我和孩子在家里是多余的。以前孩子还小,我总想为了给孩子一个完整的家,忍耐一下。现在孩子上幼儿园了,王峰也多少做些家务了,但是现在我经常抑制不住地感到悲伤和愤怒,对丈夫也不信任,只想离开这个家,和孩子过平静的生活。"

丈夫王峰点头认同李梅所说,同时说:"那是我妈,我能怎么办?"

案例分析:

该案例涉及多种关系,如夫妻关系、婆媳关系、亲子关系等。

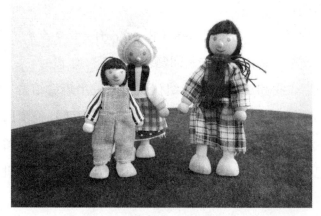

代表王峰的人偶没有从原生家庭中独立出来,心智未成熟

MPPT 呈现：代表丈夫王峰的人偶心智未成熟，所以尽管结婚了，也并没有从原生家庭中独立出来，而是过于依赖妈妈，情感不能独立。他对新家庭有系统良知，对原生家庭也有系统良知，这份良知令他左右为难。

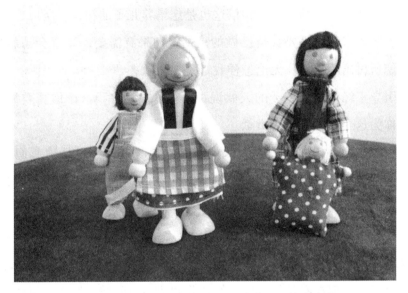

代表婆婆的人偶站在儿子前面，夫妻之间较为疏离

代表婆婆的人偶站在儿子前面，位于小夫妻之间；夫妻冲突时夫妻双方不能独立有效地协商解决，而是让婆婆卷入处理，婆媳关系矛盾也加剧了夫妻矛盾。

代表李梅的人偶与代表孩子的人偶紧密连接，夫妻之间较为疏离，内心亲密度不足，没有建立良好的爱的连接和新家庭的整体性；作为儿媳妇在婆婆家内心资格感不足，感觉和他们不是一家人，有被排斥感。

新婚夫妇建立新家庭，但是新家庭未能建立起整体性，与原生家庭秩序混淆，原生家庭对核心家庭的干扰过多，家庭系统的秩序混乱，功能失调。

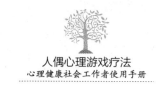

解决之道：

引导王峰对代表母亲的人偶说："妈妈，您为我辛苦了一辈子，付出很多，我也在您的养育中获得足够照顾自己的能力，谢谢您，妈妈。妈妈，现在我长大成人了，也建立了自己的家庭，有了自己的孩子，照顾家庭是我的责任和义务，相信这也是您培养儿子的初衷，所以，养育孩子、照顾家庭是需要我自己做的事情，如果有需要，我也会请教您，谢谢您所付出的一切。无论怎样我都爱您、敬您。"

引导王峰对代表妻子的人偶说："老婆，跟着我，让你受委屈了，谢谢你为这个家做的所有贡献。"

引导李梅对代表丈夫的人偶说："你是我老公，也是你妈妈的儿子，你爱妈妈，我理解也认同。但你也是我的丈夫、孩子的爸爸，是我们新家的支柱。"

引导李梅对代表婆婆的人偶说："妈妈，谢谢您，为我们小家庭做的所有事情；之前我说过不恰当的话或做过不恰当的事情，还请您原谅，对不起。现在我是您的儿媳妇，我和他一样爱您、敬您，谢谢您所有的付出。"

关于家庭秩序：重新建立小家庭秩序，让家庭功能实际运作起来。

关于心理疗愈：李梅内心的心结需要心理辅导解开，并疗愈创伤；王峰的内在人格需要长大。

2. 夫妻沟通不畅造成婚姻问题的案例

个案情况：

丈夫 A 和妻子 B 一起咨询。

夫妻俩结婚两年，没有孩子，妻子抱怨对方不能理解自己，感觉对方没有以前爱自己，频繁吵架，多次吵闹要离婚，婚姻陷入危机。

当谈到丈夫不爱自己时,妻子举了一个例子,说:"有一次发高烧,他只是将感冒药放在我床边,并准备了一壶水、几包饼干,就上班去了。"妻子对丈夫的做法感到很生气,认为丈夫根本不在乎自己,因为她想起小时候生病,爸爸会请假不去上班,在家里陪着自己,然而现在自己的丈夫却没有这样做,因此她认为丈夫根本不爱她,而只看重他自己的工作。

丈夫听了更是感到委屈,辩解道:"我小时候感冒发烧,我妈妈就是这样对待我的,这没什么不妥,妈妈上班是辛苦的,虽然没有陪我,但我知道我妈妈是很爱我的,所以我也是爱你的,是你的理解有偏差。"

案例分析:

妻子 B 选的人偶呈现的自己和丈夫的心智都在幼年期,自己需要照顾呵护,同时感到丈夫行为和内心很幼稚,不能给予自己想要的关注和爱,不能像结婚前那样爱护自己,感觉委屈。

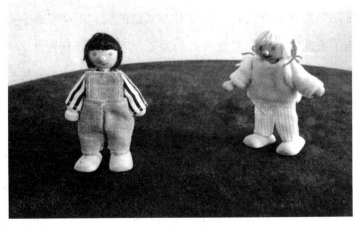

妻子呈现的夫妻关系

丈夫 A 选的人偶呈现的自己在青年期,妻子在青春期,两人的夫妻关系很亲密,他没有意识到妻子内心的需求,不能理解妻子的怨言和委屈。

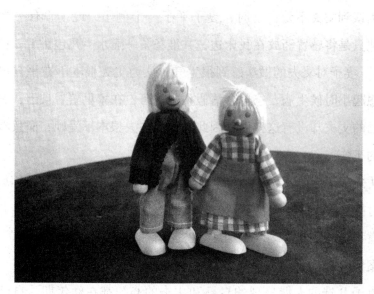

丈夫呈现的夫妻关系

丈夫 A 在用原生家庭母亲对待自己的方式对待妻子 B，表达关爱；妻子 B 却用自己原生家庭的标准来衡量丈夫 A，夫妻都只是用自己原生家庭中常用的模式对待彼此，却对对方家庭的模式不甚了解，双方沟通不畅加深了彼此的误解，造成两人的爱不能有效滋养到彼此。

解决之道：

分析妻子 B 选择的人偶，发现其内心有未长大的部分，因此需要促进内心成长；同时需要了解她与自己父母的关系。

新家庭的建立需要有独立成熟的人格作为基础，夫妻双方要自我成长，建立起新家庭的沟通模式，而不是一味要求对方按照自己的想法做事。要从了解双方原生家庭的沟通模式开始，逐步建立新的沟通模式，相互体贴，彼此包容谅解，有效表达自己的感受，努力配合对方，以便增进情感，增加亲密度。

咨询效果评估：丈夫 A 和妻子 B 咨询结束时，表示终于能够彼此理解。他们依然爱对方，愿意通过改善沟通来增进夫妻之间的情感，也愿意尝试进行自我改变。

MPPT 技术可以呈现家庭关系中存在的各种问题。来访者选取人偶和摆放人偶的过程，也是家庭关系问题呈现的过程，这一过程有助于使片段式的事件（亦称作视听感记忆）展现全貌，开启来访者情感表达的开关，呈现自我内心世界；同时，这一过程又使来访者能够从旁观者的角度看待家庭问题，从而有所反省，促进内心成长。

第四节　人偶心游在哺乳指导中的应用

哺乳是女性初为人母的必修课，无论对于婴儿还是对于母亲来说都极其重要。近年来，人们对母乳喂养和科学哺乳越来越重视，但很多女士在坐月子时还会出现因涨奶处理不及时而引起的急性乳腺炎，这多是心情不畅引起的，大多与心情压抑、家庭关系不良有关。所以，很多催乳师也开始肩负起心理疏导的工作。人偶心游技术因其简单易懂的特点，成为催乳师常用的心理疏导方法。

本节案例由人偶心游师何婷提供。

案例 1：

背景：来访者产后两个月左右，主诉母乳不足，人偶心游师教授其哺乳知识，使用人偶心游技术辅导。

在请来访者选择一个最有感觉的人偶时，她选择了婴儿期的人偶。她把人偶拿在手里，起初不愿意看人偶的正面，过了一会儿，看到人偶正面后，她觉得自己像婴儿一样没手没脚，什么都靠别人照顾，也不能照顾自己的孩子。

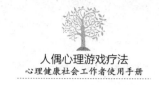

当问她期待成为什么样的人时，她拿出了青年期的女性人偶，她说这个人偶知性、独立，应该可以照顾好自己，应该也能照顾好孩子。人偶心游师引导她，说："试试看，人偶的胳膊和腿可以掰，看看能不能把孩子抱住，照顾好孩子。"来访者用青年女性人偶把婴儿期的人偶抱起来，然后放在桌面上，发现非常稳定。一瞬间，她又哭了，但表情是欣喜的、开心的。

后面，人偶心游师又用了指南针技术和心灵对话技术为她扫除了母乳喂养中的障碍与困惑。

辅导后，对辅导效果进行评分，0分代表对母乳喂养没有信心，10分代表对母乳喂养非常有信心。来访者反馈，在没有遇到人偶心游师之前是0～1分；在遇到人偶心游师之后，了解了一些母乳喂养的知识，而且第一次抱孩子，还在指导下自己照顾孩子，感觉信心增加到5～6分；完成辅导后，对母乳喂养的信心是8分。

三周后电话回访，来访者说孩子的喂养方式由全奶粉喂养转为全母乳喂养。

一个半月后微信回访，来访者说不再做喂养记录，照顾孩子已经得心应手。

两个半月后家访，家里布置了很多早教卡片，来访者气色红润，她变得轻松、阳光、爱笑，也会自嘲和开玩笑了，全家人都表示轻松了很多，开始准备给宝宝添加辅食了。

案例2：

背景：来访者产后三个月，主诉乳汁淤积引起乳腺炎，发烧39度。做了两次乳腺疏通和母乳知识普及，并用人偶心游进行心理疏导。

人偶心游师请来访者选择一个人偶代表引起这次乳腺炎的原因时，她选择了一个儿童期的女孩，且拿在手里不愿意看人偶正面。当问她觉

第七章 人偶心游的应用

得这个人偶像谁时,她说它像她一个朋友,也像她自己。于是来访者开始把人偶当作那个朋友,诉说近期她与这位朋友之间的不愉快,这些不满她从未反馈给朋友或者向其他人倾诉。诉说后,她觉得这个人偶很可怜。

五天后,乳腺炎在没有任何医疗干预的情况下彻底好了,她和那个朋友再次沟通时也感觉轻松了许多。

第八章 人偶心游在社区心理健康工作中的案例

第一节 "咳嗽"的秘密

人偶心游创始人 李莉

当下的心理学甚至医学常常把人割裂开来,当你挂号时就会先被问要看哪一科,哪个部位有问题,仿佛一到医院人就被分成各种部分,呼吸、泌尿、心肺、内分泌、消化系统……人也好似成了器官的组合。

1. 个案背景

曾有位高校的女教师总是咳嗽,而且是剧烈地咳,咳得严重时会晕倒,有一段时间她总跑到医院看呼吸科。在医院检查后,被怀疑是对某种东西过敏,所以她去做了过敏源的筛查,做了几百样,打了上百针,发现了很多过敏源,但是这些特异性的过敏物质真要全部都注意,那生活就是一件很麻烦的事情了,而与此同时,咳嗽越来越严重。

大约有五年的时间,她一直提心吊胆地过日子。最后她选择了心理辅导,问题就是"为什么会咳嗽"。

2. 咨询辅导过程

在心理学中,任何症状都有其心理学意义,咳嗽症状代表胸中有未

第八章 人偶心游在社区心理健康工作中的案例

吐出的东西、有未表达的心声。

我让她选一个人偶代表"咳嗽",希望能一探究竟。她从一排人偶中犹豫地选了一个白发苍苍的老者,当我问她拿到这个人偶时想起了什么、想起了谁时,她眼中有一层雾气弥漫开来。随后,她的脸也渐渐涨红起来,起伏的前胸伴随着急促的呼吸,忽然咳嗽起来,她一手按胸,一手紧紧抓着人偶,手指捏得发白了,感觉她胸中有一个"啊"字未喊出来,所以我就引导她:"你可以继续咳嗽,同时每咳一声就喊'啊',保持'啊'越长越好。"

她在我的指导下终于"啊"出声来,是那种痛彻心扉的嘶喊,一直喊了十几分钟,咳出了大量的痰液。她平复下来后,诉说了二十年前的故事。

原来二十年前的那个春季,她在上大学,父亲被查出肺癌晚期,她几乎没有来得及照顾父亲,父亲就过世了,随后妈妈一病不起。她完成学业后,为了在这个城市扎根,也为了帮助妈妈和弟弟、妹妹,她几乎没有时间哀痛,也没有时间思念,她只能咬紧牙关,承担起生活的重担。她一边说一边流泪。

五年前丈夫的身体有些不舒服,她特别害怕,忽然剧烈咳了起来,所以这咳嗽既是提醒又是回忆,提醒的是亲人逝去的痛,回忆的是父亲,并用与父亲同样的症状来纪念他。当我和她解释这一切时,咳嗽逐渐平缓。当然,心理治疗还未结束,她还有些人生功课需要做。但是,尘封的记忆终于被照进了阳光,她的眼睛开始发出光亮。

3. 咨询辅导解析

身心是一体,所有身体的症状都有心理的意义,我们要做的是读懂它、表达它、面对它、处理它、完结它、放下它、感谢它。身体能最直接地表达心灵,所以理解身心合一是读懂心理学的基础,由身体走进心

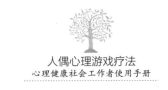

灵，或由心灵直达身体，是一条路的两端，是一件事的两面。人是完整的人，而非分裂的碎片人。

第二节　人偶心理游戏疗法治疗眩晕症的体会

武警总医院健康医学中心心理咨询师/MPPT 辅导师　田薇

1. 个案背景

彩花是眩晕病科里的一名住院患者，也是军嫂，在儿子办完婚礼一个月后的一天深夜，突然开始头晕，还伴有一阵阵的恶心、呕吐。

住在医院里彩花心里很有安全感，按照医嘱服用药物并进行静脉输液治疗，只是眩晕的症状时好时坏。住院后她的儿子和儿媳交替照顾她，她感到十分幸福。

彩花的住院医生进行用药治疗效果情况分析后认为，彩花的眩晕症状可能与心理有关，建议彩花用心理咨询与药物治疗相结合的方式改善眩晕症状。

54 周岁的彩花由她儿子搀扶着来到咨询室，她长得端庄秀气也很文静；透过宽松的病号服，仍然可以看到她匀称和娇小的身材，她手背皮肤上留着 5~6 个输液时扎的针眼。

彩花丈夫 11 年前执行任务时殉职，儿子接替父亲工作参军入伍来到父亲的部队工作。儿子结婚后，彩花做着一份机关办公室的文件管理工作。

咨询前彩花的症状自评量表 SCL-90 总分 181，躯体化：3.6，强迫症状：1.4，人际关系敏感：3.8，抑郁：3.9，焦虑：4.8，敌对：1.6，恐怖：2.8，偏执：1.6，精神病性：1.8。

2. 咨询辅导过程

彩花的访谈从回忆和爱人一起生活的日子开始。

我看到彩花在回忆每件小事的时候，脸上都带着微笑，眼睛盯着手里攥着的代表丈夫的人偶，整个身体靠在沙发里，眼睛左右来回移动，大拇指频繁地抚摸着人偶的身体，有时还摆弄着人偶的衣服、上肢和下肢，思绪完全沉浸在过去的记忆里。

我耐心地听着彩花的讲述，尽量多给她点释放情绪的机会。

在咨询辅导过程中可以真切地感受到，彩花把对丈夫的感情完全投射在了人偶身上。

每次辅导结束，彩花整个人的精神状态都会有提升，身体也会放松一些，情绪也会稳定一些。

我在倾听中感觉到了彩花内心的孤独感、寂寞感、无助感和失落感。我引导彩花对代表丈夫的人偶用语言表达她独自装修、搬家、为儿子办婚事的感受，表达漫长黑夜中失眠的痛苦，以及对丈夫的思念。

彩花的双眼充满泪水，紧紧盯着手里代表丈夫的人偶，边说边用手指轻轻抚摸人偶的脸颊，有的时候还会用力地捏人偶的身体。

我引导彩花对丈夫说："亲爱的，我非常想念你，在过节的时候我会想你，在我特别累的时候会想你，在我遇上麻烦时会想你，在和儿子吵架时我会想你，你知道我有时很累吗？知道我一直记得你吗？"引导结束后等待彩花心理发生变化。

彩花双手捧着"丈夫"动情地说着，说完一句就将"丈夫"放在胸前深深地拥抱。然后，彩花把"丈夫"从胸前移开，再一次细细地端详丈夫，说"亲爱的，我们的儿子已经结婚，儿媳妇长得很像我，他们会经常打电话关心我，特别是在我生病的这段时间里，是儿子和儿媳妇陪着我打针输液、给我送饭……"

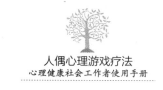

彩花情绪平稳后对我说,她听到丈夫说:"亲爱的花,我一直陪伴在你身边,在你为难时我会陪你、支持你、告诉你方法……在没有我的日子里要好好生活,好好感受做婆婆和妈妈的幸福……"

我引导彩花说:"亲爱的丈夫,我把你放在我心里很重要的位置,并感受到了你对我的爱和支持!"

"亲爱的,谢谢你,我爱你!"说完彩花深深地长时间地亲吻"丈夫"。

彩花告别"丈夫"时所说的话语,也深深地震撼了我。

与"丈夫"对话为未完成事件提供了一个完成的机会,帮助彩花真正告别曾经生命中的一个重要的人——丈夫。

咨询结束心理症状自评量表SCL-90总分120,躯体化:1.6,强迫症状:1.2,人际关系敏感:2.8,抑郁:1.9,焦虑:2.0,敌对:1.6,恐怖:1.8,偏执:1.6,精神病性:1.8。一年后在产科巧遇彩花(彩花陪怀孕的儿媳妇住院,准备迎接小宝宝的诞生),她告诉我她的眩晕没有复发。

3. **咨询辅导解析**

咨询开始的时候,我不知道彩花的眩晕症状与丈夫有关,但是我知道彩花的躯体症状是心灵困扰的外显化,心理症状自评表SCL-90分值特点验证了我的推理和分析。

我用哪种心理治疗方法才能在有限的住院期间里尽可能地解决彩花深层的困扰呢?精神分析疗法、人本主义疗法、认知和行为训练等都需要较长的治疗时间,不适合本案。

首先,我选择了人偶心游的指南针技术,以眩晕症状为切入点,对症状与心理因素的关联进行较深入的探索。

其次,应用人偶心游的对话技术,唤起彩花的记忆,呈现潜意识里的创伤过去。

最后，使用人偶心游的 13 个人偶模型。请彩花在人偶工具箱里找到最吸引她的人偶，并且询问彩花这个人偶代表什么？在她说是"牺牲的丈夫"后，便能很顺利地进入觉知困扰的咨询辅导过程。

4. 个案总结

从开始到结束我对彩花进行四次咨询、治疗、辅导，包含了对彩花的倾听、引导以及人偶对话、告别仪式，帮助她转身迎接新生活。本次咨询治疗时间短、疗效明显，切入点准确，处理问题简单直接。

第三节 一例身份认同导致恐婚的案例

人偶心游创始人　李莉

1. 个案背景

女，在互联网企业做人事工作，未婚。想结婚，因无法举办婚礼来访。

2. 咨询辅导过程

H女士："我从未觉得自己是女人，我也从未穿过裙子。我周围所有人都说我更像男人，工作时像男人一样拼命，生活里也没有女人的样子。"

咨询师印象：H女士快速清晰的话语回响在这个洒满阳光的心理辅导室里。她的声音清晰有力。她穿着一件米色的短风衣，头发剪得短短的，精神而干练。

H女士："我有一男友，在一起十多年了，我们关系很好，这些年我们好似亲人一般，我好像没有结婚的欲望，我们两人好像也达成共识了。他家里人催过多次，可是一提起结婚这个问题我就烦，莫名火大，他倒是说怎么样都行，我知道他在迁就我，可是我也想给他父母和我父母有个交代，因为我们都快四十了，还没有考虑生孩子……我快没机会了……这些事好烦啊……"

咨询师："你喜欢孩子吗？"

H女士："好像无所谓，只是觉得该有了，可是我觉得我不能生孩子，不是不能，好像心底有个声音在说'你不能生，你不该生，不该你生……'"

咨询师印象：H说话的声音越来越小。

H女士："我有时仿佛觉得我不是自己，也不知道我是谁……这些感觉常常出现，我好像迷路了，迷失在一团雾里，不知身在何处，所以只能拼命工作，拼命做事。"

咨询师印象：H的脸上充满迷茫和悲伤，仿佛忽然掉进了一个吸走她所有力量的空洞。

咨询师："我感觉你很难过、很悲伤。请选一个人偶代表那份悲伤。"

她选了一个穿条纹衬衫的仿佛男孩的人偶握在手里，她轻声喊："哥哥。"

咨询师："请试着慢慢说出来——哥哥、哥哥、哥哥……"

H女士："哥哥、哥哥……"（泪水从她闭着的眼角滑落，忽然像是打开了一扇闸门，滚滚的热泪布满了她的面颊，她拼命地压抑自己，双手紧扭在一起，可以看到她苍白纤细的手指仿佛痉挛般扭在一起）

咨询师："是啊是啊，允许自己哭出来吧……"（我把手轻扶在H的肩头上）

H女士："哥哥，我是你妹妹，我一直一直都记着你……在我三岁时，大我两岁的哥哥生病死了，父母从未再提起，可是家里的欢乐也从此消失了，爸爸妈妈不说，我也从不问，只是我……我从不敢和陌生人走得太近，害怕他们有一天也会离我而去。"

咨询师："所以你不敢结婚……"

H女士抬起泪眼，望着我点点头……

这应该是治疗的时机了，引导H女士此时说出治疗性语言，帮助她回归自己的身份角色。

引导她说：

"哥哥，我是你的妹妹，我知道我没有资格代替你活，但我可以用妹妹的身份记得你、爱你，我也记得你的爱和你曾给我的小汽车。

"哥哥，我一直记得你，我用男孩子一样的穿着和男性化的行为纪念你；哥哥，我想用这样的方式把你留在身边，哥哥，我爱你。

"现在，我把你放在我心里一个很重要的位置，我用爱记得你……我也做回我自己，我是你的妹妹，也请你祝福我。

"哥哥，我要活自己的人生了，请你祝福我好吗？谢谢哥哥。"

咨询师印象："H女士说着说着眼泪再度涌出，只是她的面颊上有爱的光泽了。她低头看看手里的人偶，说看见哥哥笑了，她好像也平静了。"

H女士：（H亲亲手中的人偶，把它放回匣子里）"谢谢老师，原来我活了四十年都不知道在为谁活，现在我终于知道我是谁了，谢谢。"

咨询师："祝福你。"

第四节　家庭星座——我要自己的空间

人偶心游创始人　李莉

1. 个案背景

小月在上初一，是一个倔强的女孩，常与妈妈针锋相对，母女俩常

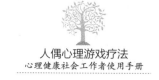

常话不投机，爸爸的劝解又引来两面夹击，一家人没办法解决才来咨询。小月父母希望我好好劝劝她，别与妈妈吵架。

2. 咨询辅导过程

健谈的小月，戴着一副椭圆的近视镜，说起话来常会用手顶一下鼻梁上的镜架。咨询中，她慢慢地打开了话匣子，从自己的学习成绩说起，她以为爸爸妈妈是为此才带她来的，她把自己归为差生，因为在班上六十名学生中才排到四十几名。

"我不仅没有特长，英语还特别差，我妈说我一无是处，我也听习惯了，我也想赶上去。每次学习久了，我想出去看会儿电视，我妈就数落我，刚开始我还争辩，可一争辩她就骂我。我是女孩子，她怎么能用那样的话来说我，有一次还动手打我脸，到下午上课时还带着红手印……后来我就觉得——你说你的我做我的，反正顶嘴对我也没好处，她也拿我没辙，我爸也让她别唠叨，可她还是照说不误，我看她是……更年期。"

我静静地听着小月的诉说，想象着她与妈妈争执的画面。等她说完，我拿出三个树脂做的人偶娃娃，跟小月说我们来做一个小游戏，如果这三个人偶娃娃分别是爸爸、妈妈和你自己，你要怎样来摆一个"家庭星座图"。

"你认为自己的家庭成员现在的关系是什么样的？把它摆出来。爸爸妈妈在哪儿？距离你有多远？"

小月很聪明，马上领会了，摆弄着三个带标签的娃娃，把爸爸放在左面稍远一些，妈妈放在右面紧紧挨着小月，把自己摆在了中间，爸妈都面对小月，而小月则面向外面，脸稍稍偏向爸爸。

"你对妈妈的感觉怎样？"

"我妈离我太近了，我感到很别扭。"

"那你希望妈妈离你多远呢?"

"这么远。"说着,小月把右边的娃娃挪开了二十厘米左右。

"再远点好吗?"

"不好,那就不是一家人了。"小月希望的是父母适度的关爱,希望爸爸妈妈能站得远一点,给自己一些空间,但这种"远"她也给设定好了距离,她是一个非常了解自己的孩子。

"你对爸爸的感觉怎样?"

"我希望……"小月没再说,而是把爸爸放在了妈妈的身边,让爸爸妈妈斜对着自己,而自己也转过了身,面对着他们。

"你现在感觉怎样?"

"我其实是想让爸妈少管我一些,他们一说我,我心里就烦……"

"为什么让爸妈斜对着你?"

"我其实还是希望他们关注我,但不要管得太多。"

"我看到你把爸爸妈妈放得很近,为什么?"

"我希望爸爸和妈妈能心平气和地交流,而不是一开口就……"小月沉默了,好聪明的孩子,她知道父母之间存在的问题,也知道该如何才能解决。

"你同爸爸妈妈谈过这些吗?"

"没有。"

"如果有机会,你会和他们谈吗?"

"会的。"

"那把你心中理想的家庭星座图摆给他们看,好吗?"

"好的。"

爸爸妈妈看了小月摆的星座图,好像明白了什么。

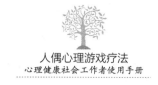

3. 咨询辅导解析

家庭就像一片小小的星空，每个家庭成员就是其中的一颗星星，每颗星星有着自己的位置。随着时光的流转，小星星渐渐长大了，他们希望自己的空间大些、再大些，可是爸爸妈妈怎么也没想到那刚刚还腻在身上的小宝贝，竟开始有了自己的主见，有了许多要求，希望爸爸妈妈减少一些对他们的呵护，多给他们一些信任与自由，而爸爸妈妈却因为十几年的习惯，把自己全部的关注给了孩子。面对孩子的成长和拒绝，他们有些恐慌、有些无措，也忘记了夫妻之间该怎样沟通和交流。曾见过许多家庭，妻子或丈夫都抱怨他们之间除了孩子几乎没有话题，孩子是他们之间唯一可以沟通的桥梁，但这座桥梁有一天竟要远离他们，于是焦虑、恐慌又让他们想更紧地抓住孩子。

其实，人的一生有两个独立期，一个在两岁左右，另一个则在十二三岁。这两个时期的发展若是受到阻碍，则会影响人的一生。当然这两个时期对父母、对子女都是最困难的时期，孩子要走出父母画出的安全圈，向外独立去探索，这不是件容易的事；而父母不能适应孩子渐渐远离自己。这个时候父母要有耐心，要允许他们走出家庭这个小世界，并能随时在旁给予适度的关怀、支持与鼓励。适度的关怀，就是给予孩子足够的时间、空间和安全感，让他们在成长的路上，寻找到自己应对问题的方法。换句话说，让他们能做一个独立与完整的自己。如果一个孩子在这两个阶段得不到鼓励与支持，他的自我感就会薄弱。当他长大之后，就会难以做决定，很难信赖自己。

因此，父母的爱并不是把孩子抓紧，而是懂得如何放手，让他们在自己的星空里熠熠生辉。

第五节　重男轻女观念的影响

山东一泓健康研究中心/MPPT 辅导师　何蕊

1. 个案背景

方惠（化名），34 岁，中学教师，外表文雅，说起话来温声细语。方惠说自己一直不自信，学校组织活动时，自己总是躲在角落，感觉自己非常压抑，表面性情温和，其实内在有股愤怒之气总想往外冒，**越来越控制不住，有些不知所措**。

她的原生家庭中，妈妈生了三个女孩，因为奶奶有重男轻女的观念，所以一家人在家族里很受气。方惠从小很皮，一直是姐妹中最任性的那个，但长大后反而感到自己很自卑和无力，每当想到妈妈内心就感到伤心、委屈。

2. 咨询辅导过程

咨询师让方惠用人偶呈现奶奶、父母及自己的关系。

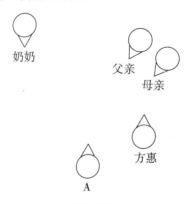

方惠呈现的关系

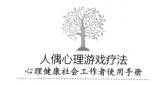

方惠用青少年期的女孩代表自己，先呈现了奶奶、父母和自己的位置关系。代表奶奶与父母的人偶视线有交集，父母余光可看到方惠，奶奶根本不看方惠。

咨询师让方惠感受奶奶与父母视线相交处有什么，她说"不知道"。咨询师又让她挑选一个代表重男轻女观念的人偶A（儿童期的女孩）放在奶奶与父母视线交集处。

她放好A后，泪如泉涌，她说自己不愿看A，奶奶很高兴地看A，父亲关注A，母亲低头但愤怒，父母都没有看自己，自己感到伤心、委屈和愤怒。

方惠的自卑和无力感主要来自重男轻女观念，因为这个观念，她不能充分感受到父母给予的爱和力量。

方惠内在压抑的愤怒是重叠的愤怒，一方面承接了妈妈的愤怒，另一方面是自己的愤怒。

人偶的呈现帮助人们发现觉知困扰，这是一个面对真相、接受如是、放下纠缠、转化力量、拥抱生命的疗愈过程。

咨询师引导方惠从系统层面认识重男轻女观念。

引导方惠对A表达：

"现在时代不同了，一个女孩也可以像男孩子一样优秀，甚至可以做出更大的贡献，我能够做到和男孩子一样好甚至更好，所以我不需要你，你可以离开。"

引导方惠与代表父母的人偶对话，表达希望以女儿的身份获得父母的爱。

"爸爸、妈妈，我接受你们给我的生命，里面已包括所有的爱和力量。我可以像一个男孩子一样优秀，现在时代不同了，我把重男轻女的传统交还给家族系统，并表示尊重和感谢，同样，我把愤怒也交还给家族系统，我已不需要用愤怒来表达力量和爱，我作为你们的女儿，我获得的爱和力量已足够，我要过更轻松、快乐的人生。"

方惠开始时轻声哭泣，随后放声大哭了半小时，最后把代表父母的人偶放入怀中拥抱。结束后，方惠背部挺直，面容红润，眼睛清澈，整个人明显有力量了。

方惠重新调整人偶的位置，她将父母与自己的人偶排得更紧密，并感觉到父母的关注，觉得奶奶也可以看到她。代表方惠的人偶从青春期女生换成青年女性，代表 A 的人偶从小女孩换成老妇人。通过人偶年龄、特征的变化，可看到方惠心理的成长。

方惠一直开心自信地笑，结束时她感觉自己很有力量，内心轻松了不少。